U0384355

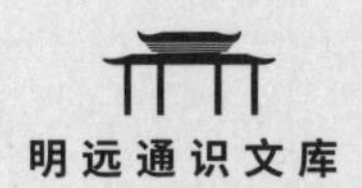
明远通识文库

通川至海，立一识大

生命的坚韧

人类与疾病的博弈

主　编：高　祥（四川大学）
孙晓东（四川大学）
副主编：张媛媛（四川大学）
巴桑卓玛（西藏大学）
黄　炜（西南医科大学附属医院）
任晓辉（四川大学）
杨淑娟（四川大学）
张舒羽（四川大学）

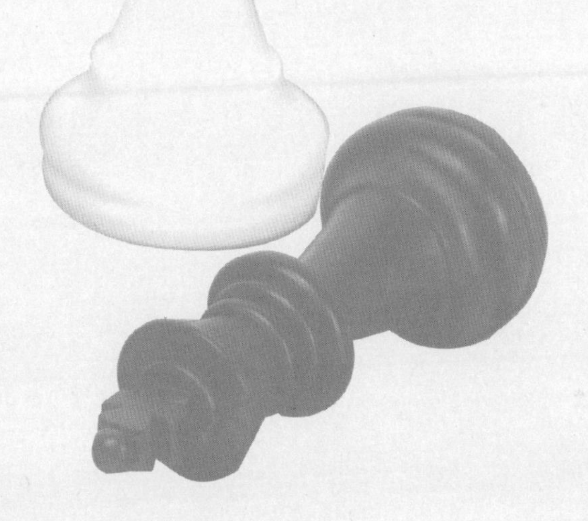

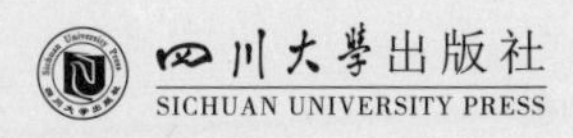

四川大学出版社
SICHUAN UNIVERSITY PRESS

|总 序|

通识教育的“川大方案”

◎ 李言荣

大学之道，学以成人。作为大学精神的重要体现，以培养“全人”为目标的通识教育是对“人的自由而全面的发展”的积极回应。自 19 世纪初被正式提出以来，通识教育便以其对人类历史、现实及未来的宏大视野和深切关怀，在现代教育体系中发挥着无可替代的作用。

如今，全球正经历新一轮大发展大变革大调整，通识教育自然而然被赋予了更多使命。放眼世界，面对社会分工的日益细碎、专业壁垒的日益高筑，通识教育能否成为砸破学院之“墙”的有力工具？面对经济社会飞速发展中的常与变、全球化背景下的危与机，通识教育能否成为对抗利己主义，挣脱偏见、迷信和教条主义束缚的有力武器？面对大数据算法用“知识碎片”织就的“信息茧房”、人工智能向人类智能发起的重重挑战，通识教育能否成为人类叩开真理之门、确证自我价值的有效法宝？凝望中国，我们正前所未有地靠近世界舞台中心，前所未有地接近实现中华民族伟大复兴，通识教育又该如何助力教育强国建设，培养出一批堪当民族复兴重任的时代新人？

这些问题都需要通识教育做出新的回答。为此，我们必须立足当下、面向未来，立足中国、面向世界，重新描绘通识教育的蓝图，给出具有针对性、系统性、实操性和前瞻性的方案。

一般而言，通识教育是超越各学科专业教育，针对人的共性、公民的共性、技能的共性和文化的共性知识和能力的教育，是对社会中不同人群的共同认识和价值观的培养。时代新人要成为面向未来的优秀公民和创新人才，就必须具有健全的人格，具有人文情怀和科学精神，具有独立生活、独立思考和独立研究的能力，具有社会责任感和使命担当，具有足以胜任未来挑战的全球竞争力。针对这“五个具有”的能力培养，理应贯穿通识教育始终。基于此，我认为新时代的通识教育应该面向五个维度展开。

第一，厚植家国情怀，强化使命担当。如何培养人是教育的根本问题。时代新人要肩负起中华民族伟大复兴的历史重任，首先要胸怀祖国，情系人民，在伟大民族精神和优秀传统文化的熏陶中潜沉情感、超拔意志、丰博趣味、豁朗胸襟，从而汇聚起实现中华民族伟大复兴的磅礴力量。因此，新时代的通识教育必须聚焦立德树人这一根本任务，为学生点亮领航人生之灯，使其深入领悟人类文明和中华优秀传统文化的精髓，增强民族认同与文化自信。

第二，打好人生底色，奠基全面发展。高品质的通识教育可转化为学生的思维能力、思想格局和精神境界，进而转化为学生直面飞速发展的世界、应对变幻莫测的未来的本领。因此，无论学生将来会读到何种学位、从事何种工作，通识教育都应该聚焦“三观”培养和视野拓展，为学生搭稳登高望远之梯，使其有机会多了解人类文明史，多探究人与自然的关系，这样才有可能培养出德才兼备、软硬实力兼具的人，培养出既有思维深度又不乏视野广度的人，培养出开放阳光又坚韧不拔的人。

第三，提倡独立思考，激发创新能力。当前中国正面临“两个大局”，经济、社会等各领域的高质量发展都有赖于科技创新的支撑、引领、推动。而通识教育的力量正在于激活学生的创新基因，使其提出有益的质疑与反思，享受创新创造的快乐。因此，新时代的通识教育必须聚焦独立思考能力和底层思维方式的训练，为学生打造破冰拓土之船，使其从惯于模仿向敢于质疑再到勇于创新转变。同时，要使其多了解世界科技史，使其产生立于人类历史之巅鸟瞰人类文明演进的壮阔之感，进而生发创新创造的欲望、填补空白的冲动。

第四，打破学科局限，鼓励跨界融合。当今科学领域的专业划分越来越细，既碎片化了人们的创新思想和创造能力，又稀释了科技资源，既不利于创新人才的培养，也不利于“从0到1”的重大原始创新成果的产生。而通识教育就是要跨越学科界限，实现不同学科间的互联互通，凝聚起高于各学科专业知识的科技共识、文化共识和人性共识，直抵事物内在本质。这对于在未来多学科交叉融通解决大问题非常重要。因此，新时代的通识教育应该聚焦学科交叉融合，为学生架起游弋穿梭之桥，引导学生更多地以“他山之石”攻“本山之玉”。其中，信息技术素养的培养是基础中的基础。

第五，构建全球视野，培育世界公民。未来，中国人将越来越频繁地走到世界舞台中央去展示甚至引领。他们既应该怀抱对本国历史的温情与敬意，深刻领悟中华优秀传统文化的精髓，同时又必须站在更高的位置打量世界，洞悉自身在人类文明和世界格局中的地位和价值。因此，新时代的通识教育必须聚焦全球视野的构建和全球胜任力的培养，为学生铺就通往国际舞台之路，使其真正了解世界，不孤陋寡闻，真正了解中国，不妄自菲薄，真正了解人类，不孤芳自赏；不仅关注自我、关注社会、关注国家，还关注世界、关注人类、关注未来。

我相信，以上五方面齐头并进，就能呈现出通识教育的理想图景。但从现实情况来看，我们目前所实施的通识教育还不能充分满足当下及未来对人才的需求，也不足以支撑起民族复兴的重任。其问题主要体现在两个方面：

其一,问题导向不突出,主要表现为当前的通识教育课程体系大多是按预设的知识结构来补充和完善的,其实质仍然是以院系为基础、以学科专业为中心的知识教育,而非以问题为导向、以提高学生综合素养及解决复杂问题的能力为目标的通识教育。换言之,这种通识教育课程体系仅对完善学生知识结构有一定帮助,而对完善学生能力结构和人格结构效果有限。这一问题归根结底是未能彻底回归教育本质。

其二,未来导向不明显,主要表现为没有充分考虑未来全球发展及我国建设社会主义现代化强国对人才的需求,难以培养出在未来具有国际竞争力的人才。其症结之一是对学生独立思考和深度思考能力的培养不够,尤其未能有效激活学生问问题,问好问题,层层剥离后问出有挑战性、有想象力的问题的能力。其症结之二是对学生引领全国乃至引领世界能力的培养不够。这一问题归根结底是未能完全顺应时代潮流。

时代是"出卷人",我们都是"答卷人"。自百余年前四川省城高等学堂(四川大学前身之一)首任校长胡峻提出"仰副国家,造就通才"的办学宗旨以来,四川大学便始终以集思想之大成、育国家之栋梁、开学术之先河、促科技之进步、引社会之方向为己任,探索通识成人的大道,为国家民族输送人才。

正如社会所期望,川大英才应该是文科生才华横溢、仪表堂堂,医科生医术精湛、医者仁心,理科生学术深厚、术业专攻,工科生技术过硬、行业引领。但在我看来,川大的育人之道向来不只在于专精,更在于博通,因此从川大走出的大成之才不应仅是各专业领域的精英,而更应是真正"完整的、大写的人"。简而言之,川大英才除了精熟专业技能,还应该有川大人所共有的川大气质、川大味道、川大烙印。

关于这一点,或许可以打一不太恰当的比喻。到过四川的人,大多对四川泡菜赞不绝口。事实上,一坛泡菜的风味,不仅取决于食材,更取决于泡菜水的配方以及发酵的工艺和环境。以之类比，四川大学的通识教育正是要提供一坛既富含“复合维生素”又富含“丰富乳酸菌”的“泡菜水”，让浸润其中的川大学子有一股独特的“川大味道”。

为了配制这样一坛“泡菜水”，四川大学近年来紧紧围绕立德树人根本任务，充分发挥文理工医多学科优势，聚焦“厚通识、宽视野、多交叉”，制定实施了通识教育的“川大方案”。具体而言，就是坚持问题导向和未来导向，以“培育家国情怀、涵养人文底蕴、弘扬科学精神、促进融合创新”为目标，以“世界科技史”和“人类文明史”为四川大学通识教育体系的两大动脉，以“人类演进与社会文明”“科学进步与技术革命”和“中华文化(文史哲艺)”为三大先导课程，按“人文与艺术”“自然与科技”“生命与健康”“信息与交叉”“责任与视野”五大模块打造100门通识“金课”，并邀请院士、杰出教授等名师大家担任课程模块首席专家，在实现知识传授和能力培养的同时，突出价值引领和品格塑造。

如今呈现在大家面前的这套“四川大学通识教育读本”，即按照通识教育“川大方案”打造的通识读本，也是百门通识“金课”的智慧结晶。按计划，丛书共100部，分属于五大模块。

——“人文与艺术”模块，突出对世界及中华优秀文化的学习，鼓励读者以更加开放的心态学习和借鉴其他文明的优秀成果，了解人类文明演进的过程和现实世界，着力提升自身的人文修养、文化自信和责任担当。

——“自然与科技”模块，突出对全球重大科学发现、科技发展脉络的梳理，以帮助读者更全面、更深入地了解自身所在领域，培养科学精神、科学思维和科学方法，以及创新引领的战略思维、深度思考和独立研究能力。

——“生命与健康”模块，突出对生命科学、医学、生命伦理等领域的学习探索，强化对大自然、对生命的尊重与敬畏，帮助读者保持身心健康、积极、阳光。

——“信息与交叉”模块，突出以“信息+”推动实现“万物互联”和“万物智能”的新场景，使读者形成更宽的专业知识面和多学科的学术视野，进而成为探索科学前沿、创造未来技术的创新人才。

——“责任与视野”模块，着重探讨全球化时代多文明共存背景下人类面临的若干共同议题，鼓励读者不仅要有参与、融入国际事务的能力和胆识，更要有影响和引领全球事务的国际竞争力和领导力。

百部通识读本既相对独立又有机融通，共同构成了四川大学通识教育体系的重要一翼。它们体系精巧、知识丰博，皆出自名师大家之手，是大家著小书的生动范例。它们坚持思想性、知识性、系统性、可读性与趣味性的统一，力求将各学科的基本常识、思维方法以及价值观念简明扼要地呈现给读者，引领读者攀上知识树的顶端，一览人类知识的全景，并竭力揭示各知识之间交汇贯通的路径，以便读者自如穿梭于知识枝叶之间，兼收并蓄，掇菁撷华。

总之，通过这套书，我们不惟希望引领读者走进某一学科殿堂，更希望借此重申通识教育与终身学习的必要，并以具有强烈问题意识和未来意识的通识教育“川大方案”，使每位崇尚智识的读者都有机会获得心灵的满足，保持思想的活力，成就更开放通达的自我。

是为序。

（本文作于2023年1月，作者系中国工程院院士，时任四川大学校长）

目　录

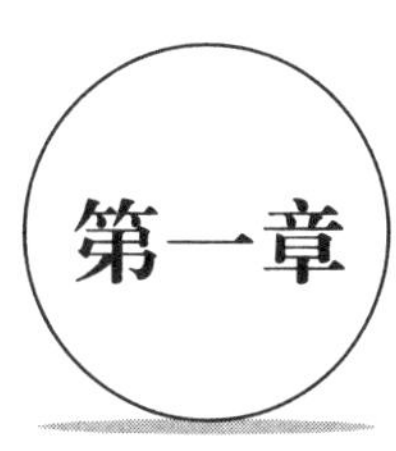

第一章

生命底蕴：健康的灿烂美丽

【知识目标】了解健康的定义及内涵，熟悉人类重大的健康威胁、健康权的含义，以及健康与社会发展的关系。学生从不同视角认识健康，明确健康与社会发展的关系，从而建立科学的健康观。

【能力目标】能正确分析和理解健康与社会发展的关系。

【育人目标】培养学生正确的健康观，提高科学处理健康问题的能力。

生命与健康概述

第一节　生命与健康

一、健康与疾病概述

1946年，世界卫生组织（World Health Organization，WHO）对健康给出了明确的定义：健康，不仅是没有疾病或衰弱，而是躯体上、精神上和社会适应上的一种完好状态。这一概念不同于过去的陈旧观念——健康就是没有疾病，或者说躯体器官功能正常。根据WHO给出的定义，健康已经不单单指躯体上的完好状态，即躯体器官功能正常，也包括精神上的完好状态，即情绪、心理等处于正常状态，在此基础上，还能完好地适应社会，保持良好的人际关系，在社会交往中恰当地承担社会责任。身体健康、心理健康和社会适应三者可以相互影响。多项研究表明，身体异常会影响心理健康，而心理健康也会影响疾病的进展甚至对药物的治疗效果产生影响，当然，这两者对社会适应也都会产生影响。

健康的概念见图 1.1。

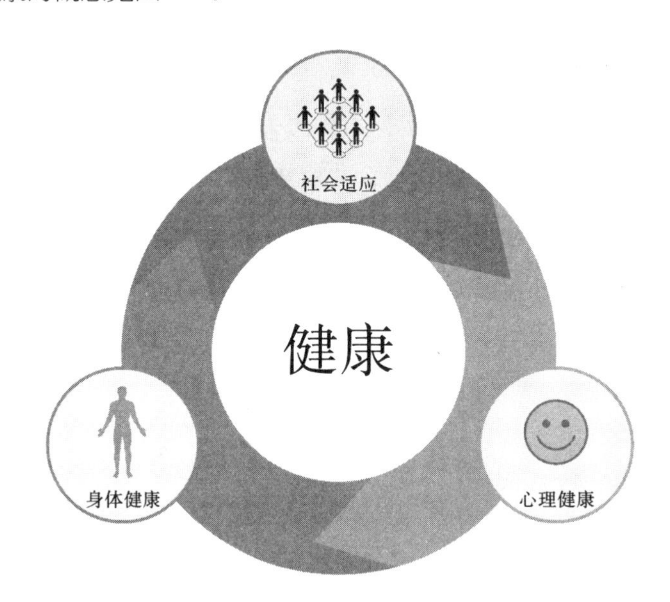

图 1.1　健康的概念

2021 年，教育部印发的《生命安全与健康教育进中小学课程教材指南》指出："生命安全与健康是人类生存、发展的基本需求和永恒追求。生命权、身体权和健康权是每一位公民的权利。""将生命安全与健康教育全面融入中小学课程教材，是实现生命安全与健康教育系列化、常态化、长效化的重要举措，对培养德智体美劳全面发展的社会主义建设者和接班人具有重要意义。”

二、哲学中的健康与疾病

健康与疾病在不同时代和文化背景中的概念是不同的，这不仅是医学问题，也体现出思想观念上的差异。中国传统文化重视人与自然的关系，尽管有“天人之分”的观点，但主流一直是“天人合一”。庄子说“天地与我并生，万物与我为一”，张载提出“天人合一”“乾称父，坤称母，予兹藐焉，乃混然中处”。在对世界本原的认知上，元气说与阴阳五行学说交融，形成自然哲学思想。《道德经》写道：“万物负阴而抱阳，冲气以为和。”中医由此提出：在理解人的健康与疾病时，应该将人放在整个宇宙的运动中考虑。《黄帝内经》提出“夫人生于地，悬命于天，天地合气，命之曰人”，并从多方面阐释疾病的病因，“夫百病之始生也，皆生于风雨寒暑、清湿喜怒。喜怒不节则伤藏，风雨则伤上，清湿则伤下”。

在西方哲学中，培根提出“人类中心论”，人与自然彼此独立，人类居高临下地利用自然，让自然为自己服务。对于世界本原的认知则以原子论为主，认为一切事物的本质是原子或虚空。代表人物德谟克利特认为，疾病是原子平衡运动紊乱引起的。希波克拉底的体液学说也体现出原子论的影响。西方医学更重视人与自然的差异性而忽视同一性，通过解剖学深入探索人体形态和各器官系统的结构。

三、亚健康

亚健康是介于健康和疾病之间的一种功能低下的状态，主要表现形式为：①躯体性亚健康，如疲劳、背痛、颈部疼痛、工作效率低下、偶发的睡眠障碍等；②心理性亚健康，如抑郁、焦虑、烦躁等；③人际交往性亚健康，如孤独等。亚健康人群去医院检查，很多时候并不能查出器质性病变或被诊断为某个具体的疾病，但患者本身就是感到不舒服，工作和生活都会受到严重影响。

导致亚健康的因素众多，如长期熬夜、饮食不规律、生活中的负面事件、精神压力过大等。药物治疗并非亚健康的最佳干预手段，应对亚健康最好的方式是采用健康积极的生活方式，促进亚健康向健康状态转变。如果忽视亚健康状态，或者讳疾忌医，亚健康状态也可能转变为疾病状态。

四、疾病发生的原因

病因学（etiology）是研究疾病发生的原因和条件的学科。疾病发生的原因，简称病因，是指引起疾病必不可少、决定疾病特异性的因素。病因主要包括生物因素、理化因素、遗传因素、环境生态因素、先天因素、营养因素、免疫因素、心理和社会因素等。

生物因素包括多种病原微生物和寄生虫。比如福寿螺，看起来是一颗颗粉色卵组成的团状物，外表并不起眼，但是早在2003年就被首批列入危害最大的外来入侵物种名录，一只福寿螺可以携带数千条寄生虫，如果人吃了加热不彻底的福寿螺，就可能被其携带的广州管圆线虫感染，严重者会出现昏迷、瘫痪甚至死亡。生腌使用的白酒、芥末等并不能杀死食材中的寄生虫，食用醉虾、生腌海鲜有可能感染华支睾吸虫、异尖线虫等寄生虫。20世纪中期，血吸虫病曾在我国沿海地区泛滥，患者腹大如鼓，很快进展到呕血、死亡。江西省是我国血吸虫病流行极为严重的省份之一。1955年，江西省鹰潭市余江区（原余江县）响应党中央“一定要消灭血吸虫病”的号召，制定规划，通过扑灭血吸虫的中间宿主钉螺等多种措施，率先在全国实现以县为单位消灭血吸虫病。1958年，《人民日报》专题报道了余江县消灭血吸虫病。

去牧区旅行时，如果看到可爱的小狗，是不是想上手好好“撸一撸”呢？当心！要小心包虫病。包虫病是由棘球绦虫的幼虫寄生于人体引起的人畜共患的传染性寄生虫病，主要经消化道传播，狗、狐狸都是其宿主，所以在牧区撸狗要谨慎。大家去旅游的时候可能会看到棕黄色、胖乎乎的旱獭，也叫土拨鼠，短手短脚，憨态可掬，这种呆萌的动物是鼠疫杆菌的重要宿主，也是青藏高原地区鼠疫预防的重点监控对象。2021年8月，宁夏回族自治区卫生健康委员会就在官网上通报，银川市确诊一例输入性鼠疫病例①。鼠疫曾被称为黑死病，是我国法定传染病中的甲类传染病。所以，不要猎食旱獭，也尽量不要接触这类疫源动物。

肺结核是结核病的一种，传染源是结核分枝杆菌。结核分枝杆菌在干燥的痰液中可以存活6～8个月，某个肺结核患者在公交车上吐了一口痰，痰液中的结核分枝杆菌被尘埃包裹，随后形成干燥颗粒，如果被人体吸入，可能导致肺部结核分枝杆菌感染。如果人体免疫力下降，就会发生肺结核。结核分枝杆菌在干燥尘埃中能长时间存活，所以随地吐痰的危害特别大。

1988年，上海暴发大面积甲肝疫情，经调查其感染源是毛蚶。携带甲肝病毒的毛蚶被人食用后造成感染。

2003年，严重急性呼吸综合征（severe acute respiratory svndrome，SARS）席卷全球，致病原为一种新的冠状病毒，被WHO命名为SARS病毒。

理化因素包括高温、低温、高压、辐射、噪声、强酸、强碱等。常

① http://wsjkw.nx.gov.cn/xwzx_279/xwtt/202108/t20210822_2984965.html.

见的工作场所或家中发生的烧伤，就是主要由高温或辐射、电、化学品导致的皮肤或其他器官组织的损伤。根据 WHO 的统计，每年全球约有 18 万烧伤引起的死亡病例。1947 年，美国核医学专家 Everest Evans 在弗吉尼亚建立了第一间烧伤病房，标志着烧伤学科的诞生。1958 年 5 月，上钢三厂的三名炼钢工人被沸腾的钢水砸中，其中一名工人烧伤 24%，另外两名工人情况更为严重。邱××烧伤面积达 89.3%（Ⅲ度烧伤面积 23%，其余为深Ⅱ度烧伤），刘××烧伤面积达 94%。当时学术界公认，烧伤面积超过 60%几乎没有救活的可能。广慈医院、瑞金医院，以及全上海最优秀的医生都参与了救治，做出了多项卓越的贡献，比如改写了烧伤补液公式的补液方法、首次将人工冬眠疗法应用于烧伤液体复苏的辅助治疗、用捐献的遗体皮片进行植皮、使用带有抗耐药菌抗体的血液治疗、用噬菌体控制感染等，最后救治终于取得成功，邱××半年后出院，数月后回到工作岗位。广慈医院从此建立了我国第一个烧伤科。

WHO 和欧盟合作研究中心发布的《噪音污染导致的疾病负担》指出，噪声让人烦躁，降低睡眠质量，更可能引发听力受损、耳鸣、学习障碍甚至心脏病等。

遗传因素主要指遗传物质畸变或变异等，比如常染色体畸变、性染色体畸变、基因异常等。每年 4 月 17 日是血友病日，历史上最著名的血友病携带者可能就是维多利亚女王了。她的 9 名子女与欧洲各国王室联姻，将血友病传遍欧洲王室，血友病也因此被称为“皇家病”。血友病是一种遗传的出血性疾病，患者先天性缺乏凝血因子，因此血液不易凝固，会在创伤后出血不止。常见的是关节出血，反复的关节出血会导致关节活动障碍而致残，内脏器官出血可能直接危及生命。血友病基因位于 X 染色体（性染色体），呈 X 染色体连锁隐性遗传，女性多是携带者，而男性多是患者。

即使在相同的环境下，不同个体患病的风险也是不一样的，这叫作遗传易感性，即由遗传因素所决定的个体患病风险。很多疾病都有遗传易感性，比如妊娠高血压是一种发生在妊娠期的高血压病，研究表明与血管舒缩功能相关的多个基因的多态性与妊娠高血压易感性相关，这些研究成果可用于预测疾病风险或精准治疗。

环境生态因素包括污染环境的重金属、亚硝酸化合物等。比如，塑料在全世界大量生产和使用，造成了很多问题。双酚 A（bisphenol A，BPA）于 1981 年被首次合成，并在全球广为使用。如今，科学家已经在多种动物和人的唾液、血液、毛发等样本中检测出 BPA。进入人体的 BPA 可以与雌激素受体、雌激素相关受体、芳香烃受体结合，对内分泌系统产生危害。生殖障碍、多囊卵巢综合征、出生缺陷、乳腺癌等都与 BPA 相关。因此，BPA 被列为环境内分泌干扰物（environment endocrine-disrupting chemical，EDC）。BPA 的化学结构式见图 1.2。

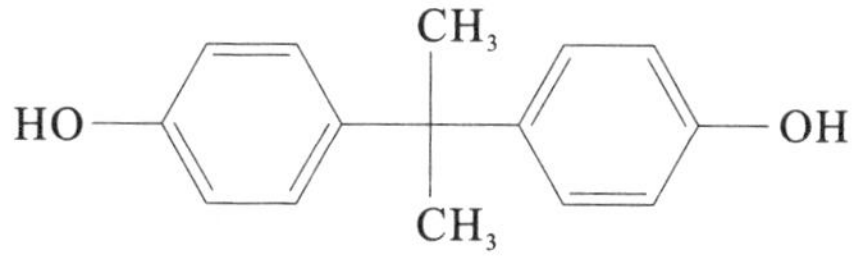

图 1.2　BPA 的化学结构式

先天因素是指损害胎儿发育的因素，导致的疾病是先天性疾病。比如，先天性心脏病（congenital heart disease，CHD）是最常见的小儿先天畸形之一，也是引起婴儿死亡的主要病因之一。胚胎的心脏发育关键时期是妊娠第 2~8 周，如果母体在此期间感染风疹病毒、巨细胞病毒、腮腺炎病毒、弓形虫等，胎儿出现 CHD 的风险显著升高。唇腭裂（cleft lip with or without cleft palate，CL/P）是一种先天性颅面部缺损疾病，属于多基因遗传病，具体可分为两类，非综合征型唇腭裂（nonsyndromic cleft lip with or without palate，NSCL/P）和综合征型唇腭裂（syndromic cleft lip with or without palate，SCL/P）。SCL/P 符合孟德尔单基因遗传模式，病因较明确。NSCL/P 病因复杂，与基因和环境的相互作用有关。据报道，可溶性环氧化物水解酶 2 基因（epoxide hydrolase 2 gene，*EPHX*2）的 5 个单核苷酸多态性位点与中国汉族人群 NSCL/P 的发生密切相关。

营养因素涉及糖、蛋白质、脂肪、维生素等营养素，以及人体必需的微量元素如锌、碘、硒等。果糖的化学式为 $C_6H_{12}O_6$，其广泛存在于水果、蜂蜜等食物中。果糖是甜度最高的天然糖，甜度是蔗糖的 1.73 倍，因此也广泛应用于食品加工领域。在漫长的进化中，人类和许多动物都进化出了一种独特的优势——果糖介导的代谢途径。在肝、肾、胰岛、脂肪和脑等多种组织器官中，果糖被果糖激酶磷酸化为 1－果糖磷酸，然后由醛缩酶催化裂解为磷酸二羟基丙酮和甘油醛，甘油醛进一步通过丙糖激酶转化为甘油醛－3－磷酸，然后进入糖酵解代谢过程产能。尽管果糖和葡萄糖互为同分异构体，其与葡萄糖代谢却有很大区别。葡萄糖代谢过程中的磷酸果糖激酶可被三磷酸腺苷（adenosine 5'-triphosphate，ATP）和柠檬酸盐抑制，肝脏对葡萄糖的摄取也被抑制。但果糖代谢过程中的果糖激酶不被抑制，果糖可快速进入代谢，通过产生大量中间产物而向其他物质转化，尤其是转化为 3－磷酸甘油和乙酰辅酶 A，为脂肪的大量合成提供有利条件。因此，摄入过量果糖会增加肥胖的风险，并提高发生胰岛素抵抗和脂肪肝的风险。现在理解为什么晚饭用大量水果替代并不能减肥了吧？水果中除了含有果糖，还有一种重要的营养素——维生素 C。1747 年，英国海军医生詹姆斯·林德（James Lind）发现每天吃柠檬和橘子的坏血病患者会快速康复，究其原因是柠檬和橘子中含有大量的维生素 C。

免疫因素是指机体的免疫功能异常，包括免疫反应过强、免疫缺陷、自身免疫反应等。人体的免疫系统包括白细胞、肥大细胞、抗体、补体蛋白等，它们保护机体免受外来物质的侵袭。但是有些人的免疫系统会过度反应，遇到某些食物、药物或天然物质（如花粉）等，就会出现过敏反应，轻则出现打喷嚏、流鼻涕、皮肤发痒、红疹、哮喘等，重则出现超敏反应而危及生命。比如注射青霉素前要先做皮试。皮试就是为了预防超敏反应的发生而进行的皮肤敏感试验。只有皮试结果是阴性，护士才会给患者注射青霉素。除了药物，平时生活中我们会遇到大量可能成为过敏原的东西，如奶、蛋、鱼、豆、花生、虾、蟹、芒果、坚果，以及花粉、尘螨、屋尘、乳胶、金属、香料等。如果你得过荨麻疹、湿疹，或是对化妆品过敏，想了解自己到底对哪些物质过敏，可以去医院的过敏反应科或变态反应科做过敏原检测。需要注意的是，机体对某些物质过敏并不是一成不变的。在不同的身体状态下，免疫力会发生变化，过敏原也会随之而变化。

心理和社会因素现在引起了越来越多的关注。比如，焦虑、抑郁、愤怒等情绪持续时间过长、程度过重，就可能引起精神障碍性疾病。生活中的负面事件如失业、失婚、亲人离世等，不仅会引起精神障碍性疾病，还会导致机体的代谢、免疫等多种功能失调。消化性溃疡（peptic ulcer）、冠心病、高血压甚至癌症等疾病的发生发展都与心理和社会因素密不可分。抑郁是老年人常见的心理健康问题之一，影响老年人的生活质量，且容易导致认知障碍、自残甚至自杀等严重后果。2022 年发表的一项研究显示，我国 60 岁及以上老年人抑郁的发生率为 53.02%。女性、文化程度较低、经济状况差、独居、吸烟、残疾、身体痛、慢性病的老年人发生抑郁的风险较高，需要开发有针对性的预防和干预方法。抑郁在大学生群体中也有发现，影响大学生的日常生活和心理调节能力。一项Meta分析显示，近年来大学生抑郁患病率存在升高趋势，需要加强对大学生心理健康的关注。

五、疾病发生的条件

根据《病理生理学》（人民卫生出版社出版）教材的定义，疾病发生的条件是指能促进疾病发生的某种机体状态或自然环境，本身不引起疾病，但可影响病因对机体的作用。比如，人体有大量的条件致病菌，正常情况下并不导致疾病，但是机体免疫力下降时，或者使用了某些药物抑制了一部分细菌，另一部分细菌趁机生长繁殖，就会导致菌群失调而发病。比如白色念珠菌，平时不致病，但当机体免疫力下降时就会引起阴道炎、鹅口疮等。

六、危险因素

在本书中我们会多次讲到危险因素（risk factor），因此我们要先对危险因素有一定的认识。危险因素是指使某疾病、伤害或不良结局发生概率增加的因素。比如，吸烟是肺癌的危险因素，意思是，吸烟并不一定会导致肺癌，但是吸烟会使得肺癌的发生概率增加。危险因素的范围很广，包括基因、环境（自然环境和社会环境）、人口统计学特征（性别、年龄、种族等）、生理（血脂、血压等）和行为（吸烟、饮酒、独居等）。有些危险因素是可改变的，比如吸烟，有些危险因素是不可改变的，比如种族。通过健康教育、行为干预等方式改变可改变的危险因素，就可以预防多种疾病，具有重要意义。

第二节　健康中国行动

2015年我国人均预期寿命为76.34岁，婴儿死亡率为8.1‰，5岁以下儿童死亡率为10.7‰，孕产妇死亡率为20.1/10万[①]，总体上优于中高收入国家平均水平。2016年中共中央、国务院印发《“健康中国2030”规划纲要》(以下简称《纲要》)，明确指出：“健康是促进人的全面发展的必然需求，是经济社会发展的基础条件。实现国民健康长寿，是国家富强、民族振兴的重要标志，也是全国各族人民的共同愿望。”接下来让我们一起来学习《纲要》吧。

《纲要》指出，“共建共享、全民健康”是建设健康中国的战略主题。“共建共享”是建设健康中国的基本路径，“全民健康”是建设健康中国的根本目的。

《纲要》明确提出，到2030年，主要健康指标进入高收入国家行列，到2050年，建成与社会主义现代化国家相适应的健康国家。人民身体素质明显增强，2030年人均预期寿命达到79.0岁，人均健康预期寿命显著提高。主要健康危险因素得到有效控制。全民健康素养大幅提高，健康生活方式得到全面普及，有利于健康的生产生活环境基本形成，食品药品安全得到有效保障，消除一批重大疾病危害。健康服务能力大幅提升。优质高效的整合型医疗卫生服务体系和完善的全民健身公共服务体系全面建立，健康保障体系进一步完善，健康科技创新整体实

① 中共中央 国务院印发《“健康中国2030”规划纲要》[EB/OL]. https://www.gov.cn/zhengce/2016-10/25/content_5124174.htm.

力位居世界前列，健康服务质量和水平明显提高。健康产业规模显著扩大。建立体系完整、结构优化的健康产业体系，形成一批具有较强创新能力和国际竞争力的大型企业，成为国民经济支柱性产业。促进健康的制度体系更加完善。有利于健康的政策法律法规体系进一步健全，健康领域治理体系和治理能力基本实现现代化。到 2030 年，婴儿死亡率降低到 5.0‰，5 岁以下儿童死亡率降低到 6.0‰，孕产妇死亡率降低到 12.0/10 万，重大慢性病过早死亡率比 2015 年降低 30%①。

《纲要》的主要内容：第一篇是总体战略，包括指导思想、战略主题和战略目标。第二篇是普及健康生活，包括加强健康教育、塑造自主自律的健康行为、提高全民身体素质。明确提出，到 2030 年，15 岁以上人群吸烟率降低到 20%。第三篇是优化健康服务，包括强化覆盖全民的公共卫生服务、提供优质高效的医疗服务、充分发挥中医药独特优势、加强重点人群健康服务。明确提出，到 2030 年，实现全人群、全生命周期的慢性病健康管理，总体癌症 5 年生存率提高 15%。加强口腔卫生，12 岁儿童患龋率控制在 25%以内。第四篇是完善健康保障，包括健全医疗保障体系、完善药品供应保障体系。第五篇是建设健康环境，包括深入开展爱国卫生运动、加强影响健康的环境问题治理、保障食品药品安全、完善公共安全体系。第六篇是发展健康产业，包括优化多元办医格局、发展健康服务新业态、积极发展健身休闲运动产业、促进医药产业发展。第七篇是健全支撑与保障，包括深化体制机制改革、加强健康人力资源建设、推动健康科技创新、建设健康信息化服务体系、加强健康法治建设、加强国际交流合作。第八篇是强化组织实施，

---

① 中共中央 国务院印发《“健康中国 2030”规划纲要》[EB/OL]. https://www.gov.cn/zhengce/2016-10/25/content_5124174.htm.

包括加强组织领导、营造良好社会氛围、做好实施监测。

2019 年，为了积极应对当前突出的健康问题，健康中国行动推进委员会发布《健康中国行动（2019—2030 年）》，提出关口前移，采取有效干预措施，努力使群众不生病、少生病，提高生活质量，延长健康寿命。推行以下重大行动：健康知识普及行动、合理膳食行动、全民健身行动、控烟行动、心理健康促进行动、健康环境促进行动、妇幼健康促进行动、中小学健康促进行动、职业健康保护行动、老年健康促进行动、心脑血管疾病防治行动、癌症防治行动、慢性呼吸系统疾病防治行动、糖尿病防治行动、传染病及地方病防控行动。

2023 年年初，健康中国行动推进委员会办公室印发了《健康中国行动 2023 年工作要点》，持续推动实施各项行动，全方位、全周期保障人民健康。《健康中国行动 2023 年工作要点》指出，积极开展减盐、减油、减糖以及健康口腔、健康体重、健康骨骼“三减三健”行动；持续开展健康学校建设，组织做好 2023 年青少年烟草流行监测和控烟干预工作；提升精神障碍社区康复服务质量水平，促进精神障碍患者回归和融入社会；开展 2023 年重点人群职业健康素养监测，深入推进职业病危害专项治理。

参考文献

[1] 瞿晓敏. 中西健康疾病观的哲学基础 [J]. 医学与社会，2001，14（5）：31－41.

[2] 王建枝，钱睿哲. 病理生理学 [M]. 3 版. 北京：人民卫生出版社，2015.

[3] 教育部印发《生命安全与健康教育进中小学课程教材指南》[J]. 中小学德育，2021（12）：77－77.

[4] 中华人民共和国国家卫生健康委员会. 血友病 A 诊疗指南（2022 年版）[J]. 全科医学临床与教育，2022，20（7）：579－583.

[5] 魏文文，王欣，谭贵琴，等. 妊娠高血压综合征易感基因研究进展 [J]. 现代妇产科进展，2020，29 (6)：469－472.

[6] 魏锦博，何正宇，王昌泽，等. 双酚 A 类似物的生殖毒性及人体生殖健康风险研究进展 [J]. 生态毒理学报，2022，17 (6)：85－107.

[7] 刘雅宣，王兰，师庆英，等. 微塑料的人体暴露和健康风险研究进展 [J]. 生态毒理学报，2022，17 (3)：354－365.

[8] 陈新民. 先天性心脏病的病因－基因突变与染色体异常 [J]. 中国全科医学，2006，9 (16)：1309－1311.

[9] 郭彦孜，张国成，苏海砾，等. 先天性心脏病与母亲孕期感染关系的研究 [J]. 临床儿科杂志，2010，28 (7)：649－652.

[10] 杨梦夕，王艺儒，殷斌，等. 可溶性环氧化物水解酶 2 基因与中国汉族人群非综合征型唇腭裂的关联研究 [J]. 华西口腔医学杂志，2022，40 (3)：279－284.

[11] 李方，李梅，王莹. 中国老年人抑郁症状现状及影响因素分析 [J]. 国际精神病学杂志，2022，49 (4)：612－615.

[12] 王蜜源，刘佳，吴鑫，等. 近十年中国大学生抑郁症患病率的 Meta 分析 [J]. 海南医学院学报，2020，26 (9)：686－693，699.

[13] 中共中央 国务院印发《“健康中国 2030”规划纲要》[EB/OL]. https://www.gov.cn/zhengce/2016-10/25/content_5124174.htm.

[14]《健康中国行动（2019—2030 年）》出台 [J]. 江苏卫生保健，2019 (9)：56.

[15] 健康中国行动 2023 年工作要点 [J]. 中国病毒病杂志，2023，13 (3)：176，188，206，220.

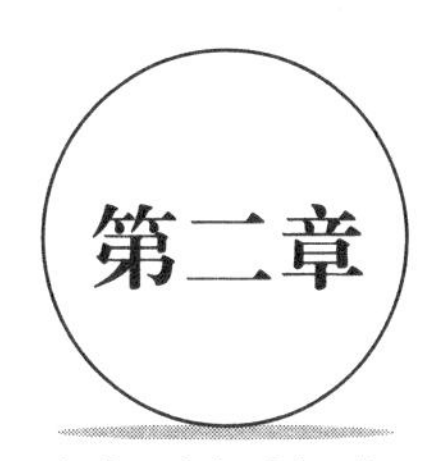

呼吸系统疾病：发生在一呼一吸间的故事

【知识目标】了解空气污染的主要污染物、排放源及扩散模式，熟悉空气污染物导致的主要人群健康风险及其主要致病机制，熟悉空气污染的应对措施。

【能力目标】能够识别并正确应对空气污染对日常生活的影响。

【育人目标】培养学生正确的绿色环境生态文明观。

第一节　呼吸系统及其疾病简介

一、呼吸系统的结构和生理功能

呼吸系统（respiration system）包括上呼吸道（鼻、咽、喉）、下呼吸道（气管、支气管）和肺。肺由肺实质（支气管树、肺泡）和肺间质（结缔组织、淋巴管、淋巴结、血管、神经等）组成。

鼻（nose）是呼吸系统的起始器官，分为外鼻、鼻腔和鼻旁窦三部分。外鼻与额部相连的部位是鼻根，向下延续为鼻背，末端为鼻尖，两侧扩大为鼻翼。外鼻软骨部的皮肤富含皮脂腺和汗腺，如果清洁做得不好，就容易发生痤疮。鼻腔向前与外界相连处为鼻孔，向后通鼻咽处为鼻后孔。鼻中隔前下方血管丰富，受干燥刺激或外伤容易出血。鼻腔外侧壁自上而下有三个鼻甲。上鼻甲以上及与其对应的鼻中隔黏膜区称为嗅区，富含感受嗅觉刺激的嗅细胞。鼻腔其他黏膜区称为呼吸区，有鼻腺和丰富的静脉丛。鼻旁窦是鼻腔周围颅骨内的含气腔，包括上颌窦、额窦、筛窦、蝶窦，既可以使吸入的空气变得温暖湿润，又可以在发音时起到共鸣作用。鼻旁窦黏膜与鼻腔黏膜相互移行，所以一方有炎症，就会蔓延到另一方。

喉（larynx）以喉软骨为支架，由关节、韧带和肌肉连接，内衬以黏膜，上通咽，下通气管。上端以会厌上缘为界，下端以环状软骨下缘为界。女性喉较男性高，小儿喉较成年人高。喉两侧有颈部大血管、甲状腺侧叶等。喉结是人喉部甲状软骨凸起部分，男性喉结（约为 90°角）较女性（120°角）更为突出，随发音或吞咽而上下移动，可保护喉腔。青春期男性在雄激素的作用下喉软骨变大，喉部前后径变大，喉结变大，因此音色发生改变，即变声。

气管（trachea）从环状软骨下缘接续于喉，向下延伸至胸骨角平面，分叉为左、右主支气管。成年男性气管长度约为 10.31cm，成年女性则约为 9.70cm。支气管是气管分出的各级分支，一级分支为左、右主支气管，左主支气管细而长，右主支气管粗而短，所以坠入气管的异物大多进入右主支气管。

肺（lung）位于胸腔，膈的上方，纵隔的两侧。肺呈圆锥形，左肺狭长，分为上、下两叶，右肺宽短，分为上、中、下三叶。正常肺柔软而呈海绵状，富有弹性，成年男性肺重为 1000～1300g，成年女性肺重为 800～1000g。肺的表面覆盖着脏胸膜，透过胸膜可观察到许多多角形的小区，称为肺小叶。如果肺小叶发生炎症，就称为小叶性肺炎。左、右主支气管在肺门处分级为次级支气管，进入肺叶，继续分出再次级支气管，各级支气管在肺内反复分支形成支气管树。从第 1 级支气管到第 24 级肺泡，约有 24 级分支。其中管径小于 2mm 的支气管称为小气道。小气道的管壁没有软骨支持，当发生炎症、痰液阻塞、气道外压大于气道内压时，易出现闭合、萎陷。肺泡表面存在一层复杂的脂类和蛋白质混合物，可以降低肺泡表面张力，降低肺泡回缩力，增加肺的顺应性。

脏胸膜（visceral pleura）是覆盖在肺表面的胸膜。脏胸膜与壁胸膜之间的负压腔隙称为胸膜腔，左右各一，内有少量浆液以减少摩擦。如果胸膜腔被刺破，内部积气就会形成气胸，积血就会形成血胸，化脓性感染就会形成脓胸。

纵隔（mediastinum）是两侧纵隔胸膜间全部器官和结缔组织的总称。可以以胸骨角水平面分为上纵隔、下纵隔，再以心包为界，分为前纵隔、后纵隔。

呼吸（respiration）是指机体与外界环境进行气体交换的过程。人体从外界摄入氧气（O_2），并将生物氧化产生的二氧化碳（CO_2）排出体外，从而保证内环境的稳定和新陈代谢顺利进行。古往今来，死亡的判断标准之一就是呼吸停止。

肺通气（pulmonary ventilation）是指肺与外界环境间的气体交换。外界气体通过呼吸道入肺，同时被加温、加湿、过滤、清洁，然后主要在肺泡进行气体交换。胸廓容纳和保护气道和肺，并通过呼吸肌的运动提供肺通气所需的动力。气道和肺内存在推动气体流动的力和阻止气体流动的力，这两种力的大小决定了肺通气是否能顺利实现。肺通气的动力是呼吸运动引起的肺内压变化：肺内压低于大气压，气体就进入肺泡，称为吸气；而肺内压高于大气压，气体就流出肺泡，称为呼气。大气压是相对稳定的，所以在中枢神经调控下，呼吸肌发生节律性收缩和舒张，带动胸廓和肺的收缩和舒张，引起肺内压主动升降，保证肺通气正常进行。人工呼吸也是利用这个原理，人为建立肺内压和大气压间的压力差，维持肺通气。正常成年人平静呼吸的频率为每分钟 12～18 次。临床上常采用肺活量计评估肺通气功能。

肺换气（gas exchange in the lung）是指进入肺泡的新鲜空气通过肺泡和毛细血管血液进行气体交换的过程。组织换气（gas exchange in the tissue）则是指组织细胞和组织毛细血管之间的气体交换。气体是以扩散的方式进行交换的，即气体分子从分压高处向分压低处转移。在肺泡处，O_2从肺泡扩散入静脉血，CO_2从静脉血扩散入肺泡，静脉血转变为动脉血。而在组织中，O_2从毛细血管血液扩散入组织液和细胞，CO_2从组织液和细胞扩散入毛细血管血液，动脉血转变为静脉血。

O_2和 CO_2以物理溶解和化学结合两种形式存在于血液中。物理溶解与其分压和溶解度成正比，与温度成反比，血液中物理溶解的部分其实很少，但很重要，是化学结合形式的桥梁，与化学结合形式处于动态平衡中。O_2和血红蛋白可逆地结合在一起，1 分子血红蛋白结合 4 分子 O_2，以氧合血红蛋白的形式在血液中运输。氧合血红蛋白呈鲜红色，因此含有较多氧合血红蛋白的动脉血呈鲜红色。脱氧血红蛋白呈暗紫色，因此含有较多脱氧血红蛋白的静脉血呈暗紫色。CO_2在血浆中主要以碳酸氢钠的形式运输，在红细胞中则主要以碳酸氢钾和氨甲酰血红蛋白的形式运输。O_2与血红蛋白结合可促进 CO_2释放，而脱氧血红蛋白则易与 CO_2结合，称为霍尔登效应（Haldane effect）。

除了呼吸，肺还有内分泌功能。肺的支气管和肺泡上皮内有内分泌细胞，合成和分泌铃蟾肽、降钙素基因相关肽、5－羟色胺等物质。这些物质可以调节血管舒缩、毛细血管通透性、炎症因子合成与释放等，在生命过程中发挥重要作用。

二、呼吸系统疾病简介

大家都有过感冒咳嗽的经历吧？可见，呼吸系统疾病发病率高，而且许多呼吸系统疾病如慢性阻塞性肺疾病（chronic obstructive pulmonary disease，COPD）等病程长，导致的死亡在城乡人口主要死因中居前列，对我国人民健康危害极大。常见呼吸系统疾病包括急性上呼吸道感染及急性气管－支气管炎、慢性阻塞性肺疾病、慢性支气管炎、阻塞性肺气肿、支气管哮喘、支气管扩张症、肺炎（社区获得性肺炎、医院获得性肺炎、免疫低下宿主肺炎）、肺脓肿、肺结核、间质性肺疾病（特发性肺纤维化、结节病、其他弥漫性间质性肺疾病）、肺血栓栓塞症、肺动脉高压与慢性肺源性心脏病、原发性支气管肺癌、睡眠呼吸暂停综合征、呼吸衰竭等。近年来，肺结核逐渐受到控制，慢性阻塞性肺疾病的患病率逐年上升，出现新发呼吸系统传染病如新型甲型H_1N_1流感、H_7N_9禽流感等，呼吸系统疾病的疾病谱逐渐发生变化，但危害依然严重。呼吸系统疾病的局部症状包括咳嗽、咳痰、咯血、胸痛、呼吸困难等。如果是感染性疾病，可发生畏寒、发热、乏力等全身性症状。

慢阻肺

第二节　慢性阻塞性肺疾病

一、慢性阻塞性肺疾病的症状及危害

慢性阻塞性肺疾病简称慢阻肺，是一种以持续性呼吸症状和气流受限为特征的慢性气道疾病，慢性支气管炎和阻塞性肺气肿是引起慢阻肺最常见的疾病。慢阻肺起病缓慢，起初患者仅出现慢性咳嗽、咳痰等症状。标志性症状是气促或呼吸困难，起初劳动或运动时出现气促，随着病情加重，晚期患者在进行洗漱、穿衣等日常活动时也可出现气促。严重时患者出现呼吸衰竭的症状，如发绀、嗜睡等。慢阻肺最主要的病理改变是气道阻塞和气流受限，导致阻塞性通气功能障碍。肺泡毛细血管大量被破坏，肺泡通气不良，肺内气体交换效率下降，换气功能出现障碍。通气和换气功能障碍进一步导致低氧血症和高碳酸血症，最终出现呼吸衰竭，进而影响全身代谢和功能，引起酸碱平衡紊乱和电解质紊乱，并直接抑制心血管中枢和心脏活动，继发慢性肺源性心脏病，出现心收缩力下降、心律失常等严重后果。

除了引起肺相关症状，慢阻肺也可引起全身性症状，包括炎症和骨骼肌功能不良。患者血液中炎性细胞因子浓度显著升高、骨骼肌重量减轻等，进一步导致患者活动能力减退，生活质量下降。

慢阻肺还有多种并发症，如自发性气胸、呼吸衰竭、肺源性心脏病等。目前没有方法能完全逆转慢阻肺的病变，但积极进行综合治疗可延缓疾病进展。慢阻肺还与肺癌、多种心血管疾病、肌肉损耗、骨质疏松和抑郁密切相关。

慢阻肺的病理机制较复杂，包括炎症、蛋白酶-抗蛋白酶失衡、氧化应激、自主神经功能失调、营养不良、气温变化等。

二、慢性阻塞性肺疾病的流行病学特征

慢阻肺是常见的慢性病之一。“中国成人肺部健康研究”调查结果显示，2015 年我国 20 岁及以上成年人中，8.6％患有肺活量测定定义的慢阻肺，男性患病率（11.9％）高于女性（5.4％）。40 岁以上成年人的慢阻肺患病率为 13.7％，显著高于 20～39 岁人群（2.1％）。但仅

有12.0%的患者之前进行过肺功能测试。2002—2004年的调查数据显示，慢阻肺的患病率为8.2%。慢阻肺的患病率在迅速增加。WHO预测，至2060年，死于慢阻肺及其相关疾病患者的数量每年将超过540万。慢阻肺给全球带来了巨大的危害和经济负担。

三、慢性阻塞性肺疾病的病因和防治

对疾病的易感性存在明显的个体差异。慢阻肺的易感性涉及多个基因，如谷胱甘肽S转移酶基因、血红素氧合酶-1基因、白介素-13基因等。气道高反应性患者发生慢阻肺的风险更大。肺发育不良的个体或营养不良的个体成年后也容易发生慢阻肺。“中国成人肺部健康研究”调查结果显示，体重不足、儿童慢性咳嗽、父母有呼吸道疾病史者容易发生慢阻肺。此外，年老、早期生活事件、吸烟、气道已存在慢性炎症、缺乏身体锻炼也是慢阻肺的危险因素。个体对慢阻肺的易感性与遗传因素、营养因素等密切相关。

慢阻肺的危险因素和与其他疾病的关系见图2.1。

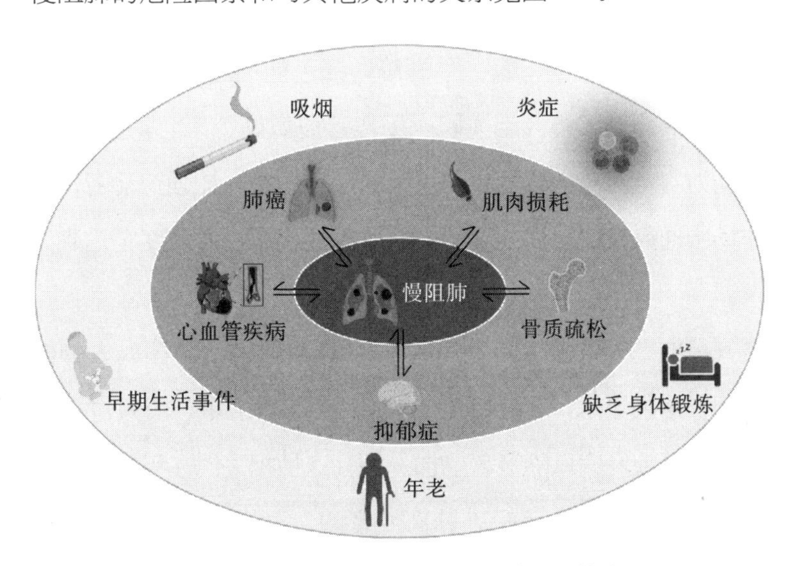

图2.1　慢阻肺的危险因素和与其他疾病的关系

慢阻肺的危险因素中排在首位的是吸烟。国家呼吸医学中心慢阻肺2022年度报告显示，慢阻肺高危人群中，吸烟人群占比51.2%。吸烟20包/年以上者，慢阻肺患病率大幅升高。被动吸烟也与呼吸道症状和慢阻肺有关，孕妇吸烟可能会影响胎儿的肺脏发育。吸烟通过多种因素导致慢阻肺，比如，吸烟影响支气管上皮纤毛运动，增加气道阻力，降低气道抵抗力，减弱巨噬细胞的吞噬功能，导致支气管痉挛。因此，戒烟是减少慢阻肺发病的重要策略。

在工作中吸入职业粉尘和化学物质也是导致慢阻肺的重要原因。煤矿工人、隧道施工工人、水泥生产工人、电焊工人、铸造车间工人、炼钢熔炉车间工人等如果接触职业粉尘、棉尘、烟尘、刺激性气体、有机粉尘等过多，对肺功能的影响可能比吸烟更严重。因此，2005年国际劳工组织将职业性慢阻肺列入职业病目录。2011年我国发布了国家职业卫生标准《职业性刺激性化学物致慢性阻塞性肺疾病的诊断》（GBZ/T 237—2011）。2013年，我国修订的《职业病分类和目录》将刺激性化学物所致慢阻肺列入国家法定职业病。多种刺激性化学物比如氯气、二氧化硫、氮氧化合物、氨、甲醛等，都可能引起肺部化学性慢性炎症，进而发展为慢阻肺。相关职业工作者应做好个人防护，加强锻炼，提高免疫力。企业应该按规定积极采取预防措施，加强劳动者保护，加强工作场所通风换气，作业环境中的刺激性化学物质浓度应达到国家标准要求。

空气污染是导致慢阻肺发病的一个重要因素。“中国成人肺部健康研究”调查结果显示，大量接触PM2.5者，不论是一般人群还是从不吸烟者，慢阻肺发病风险显著增加。而且这种相关性在年轻人中较中老年人更强。空气污染对年轻人肺部发育的负面影响可能比对老年人更大。对于已有慢阻肺的患者，严重的空气污染可以加重病情。大气臭氧污染也可增加慢阻肺的发病风险。监测结果显示，2020 年我国大气臭氧暴露的慢阻肺归因死亡人数为 10.12×10^4 人[①]。目前我国大气臭氧污染现状仍不乐观。空气污染不止存在于室外，室内空气污染也与慢阻肺的发生有关。此外，在厨房通风条件不好的情况下使用木柴、秸秆、煤等燃料，也会增加慢阻肺的发病风险。因此，加强清洁能源的推广使用对于预防慢阻肺非常重要。在已有慢阻肺的情况下，如果发生呼吸道感染，慢阻肺病情会加重。社会经济地位较低的人群发生慢阻肺的风险较大，可能与空气污染、营养不良等多种因素相关。

慢阻肺早期并无症状，因此被称为“沉默的杀手”。这个特点也使慢阻肺漏诊率较高，当患者出现明显症状而就诊时往往已经过了最佳治疗时机，影响治疗。因此，加强早期筛查非常重要。当前指南推荐的《中国慢性阻塞性肺疾病筛查问卷》有助于识别高危人群。肺功能检查无创、灵敏度高、价格低廉，适合用于慢阻肺的筛查。

慢阻肺是慢性病，患者自我健康管理意识和能力对于慢阻肺的预后非常重要。因此应切实加强慢阻肺患者的健康教育，延缓疾病病程，提高患者生活质量，改善预后。首先应鼓励患者戒烟，科普慢阻肺的危险因素和症状、进程等，强调长期规律用药的重要性，提高患者对治疗的依从性，帮助患者掌握正确使用吸入装置的方法，宣传呼吸康复相关知识，帮助患者了解必须去医院就诊的时机、掌握慢阻肺急性加重时的处理方式。

---

① 夏永杰，周璐，牛越，等. 2020 年中国大气臭氧对慢性阻塞性肺病死亡影响的疾病负担分析和健康经济学评价 [J]. 环境科学研究，2023，36 (2)：237-245.

第三节 肺炎

一、概述

肺炎（pneumonia）是指肺泡、远端气道和肺间质的感染性炎症。根据解剖学或影像学，肺炎可分为大叶性肺炎、小叶性肺炎、间质性肺炎。根据病程，肺炎可分为急性肺炎、亚急性肺炎和慢性肺炎。因为多种病原体都可能引起肺炎，且病原学诊断对肺炎的治疗至关重要，所以人们常根据病原体，将肺炎分为细菌性肺炎、病毒性肺炎、真菌性肺炎、寄生虫性肺炎。常见可引起肺炎的细菌包括肺炎链球菌、流感嗜血杆菌、卡他莫拉菌、金黄色葡萄球菌、肺炎克雷伯杆菌、铜绿假单胞菌等。肺炎支原体、肺炎衣原体、军团菌被统称为非典型病原体，也很常见。病毒性肺炎在儿童中高发，流感病毒、副流感病毒、腺病毒、呼吸道合胞病毒、麻疹病毒等可引起肺炎。免疫抑制患者容易被巨细胞病毒或疱疹病毒感染而出现肺炎。严重急性呼吸综合征冠状病毒（severe acute respiratory syndrome coronavirus，SARS-CoV）引起的肺炎和新型冠状病毒感染都危害极大。大部分引起肺炎的真菌都是条件致病菌，如念珠菌、曲霉、毛霉、隐球菌。引起的肺炎也大多是继发性的。寄生虫性肺炎主要是指由阿米巴原虫、弓形体、肺吸虫、棘球绦虫、血吸虫等引起的肺部感染。

肺炎的病原学诊断尽管非常重要，但是在实践中会遇到不少困难，而不同场所或宿主所发生的肺炎在病原学分布、临床表现等方面具有较明显区别。因此近年来常根据发病场所和宿主状态，将肺炎分为社区获得性肺炎（community acquired pneumonia，CAP）、医院获得性肺炎（hospital acquired pneumonia，HAP）、健康护理相关肺炎和免疫低下宿主肺炎。社区获得性肺炎很常见，大部分在门诊治疗即可痊愈。医院获得性肺炎一直是医院感染的主要内容，发病率高，死亡率高。健康护理相关肺炎主要与健康护理机构，如慢性病护理机构、老年护理院等相关，其定义和范围仍有一定争议。免疫低下宿主肺炎主要是指免疫低下患者发生的肺炎，如艾滋病患者、器官移植和接受免疫抑制剂治疗的患者、肿瘤放化疗患者等，因为免疫力受损，对多种病原体极度易感，诊治具有很强的特殊性。

肺炎的症状见图 2.2。

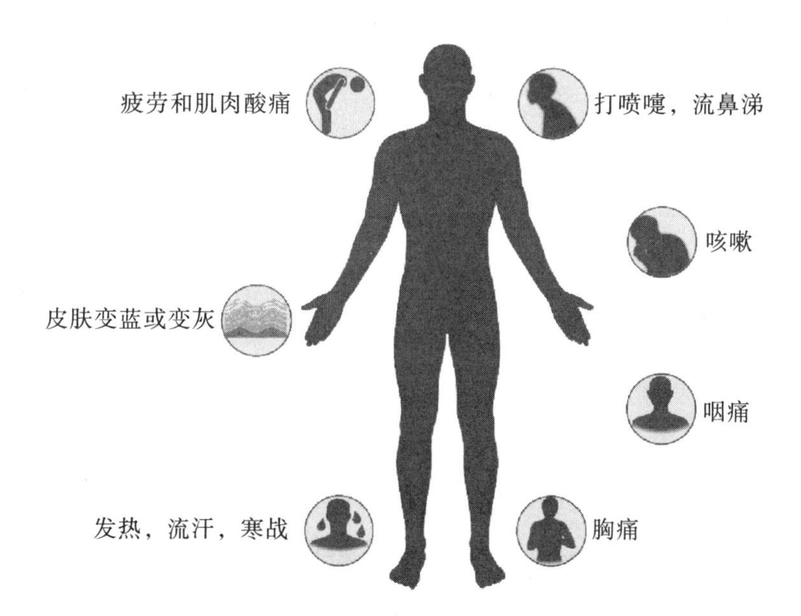

图 2.2　肺炎的症状

肺炎不只会引起打喷嚏、流鼻涕、咳嗽、咽痛、胸痛等，还会引起全身性症状，如发热、流汗、寒战，患者感到疲劳、肌肉酸痛，有的患者因为缺氧，皮肤会变蓝或变灰。

二、社区获得性肺炎

社区获得性肺炎是指在社区环境，即医院以外的环境，受病原体感染而发生的肺炎，危害极大。最常见的病原体是肺炎链球菌。近年来病毒性肺炎的发病率也较高，支原体、衣原体等非典型病原体引起的肺炎或混合性感染也比较多见。

社区获得性肺炎起病急，症状因病原体、宿主状态等不同表现出不同的特点。最常见的症状是咳嗽，有的患者伴有咳痰、呼吸困难、胸痛、咯血等。因为感染，大部分患者会出现全身性症状，几乎所有患者都会出现发热或寒战，其他症状有乏力、头痛、肌肉酸痛、厌食、恶心、精神不振、活动能力下降等。如果病情严重，可能并发胸膜腔积液（胸水）、呼吸衰竭、脓毒性休克和多器官衰竭。有的患者还会累及心脏，出现病毒性心肌炎。

值得注意的是，宿主相关因素影响病原体分布。比如，近期接受抗菌药物治疗的患者容易被耐药肺炎链球菌、铜绿假单胞菌感染，口腔卫生状况不良患者容易被厌氧菌感染，日常接触鸟的患者容易被鹦鹉热衣原体感染，毒瘾者容易被金黄色葡萄球菌、厌氧菌感染。

戒烟限酒有助于预防肺炎。对于儿童、60 岁以上老年人、糖尿病患者、癌症患者、免疫功能紊乱者、脾切除者等，建议接种肺炎疫苗和流感疫苗，以保护易感人群，减少并发症发生。

近年来，随着抗生素耐药的发展，社区获得性耐药患者中病原体的耐药率很高。中医药单用/联合抗生素治疗社区获得性耐药受到越来越多的重视。中医药兼顾祛除邪毒和扶正固本，能明显减轻咳嗽等症状，缩短发热时间，提高重症患者的生存率。

三、医院获得性肺炎和呼吸机相关性肺炎

医院获得性肺炎是指入院时不存在感染，也不处于感染潜伏期，入院大于或等于48小时在医院内发生的肺炎，其中最为常见的是呼吸机相关性肺炎（ventilator－associated pneumonia，VAP），这是我国最常见的医院获得性感染。

患者最主要的感染途径是口咽部定植菌的误吸。老年人、意识障碍患者、气管插管患者、胃排空延迟患者等很容易发生误吸，在睡眠时将口咽部分泌物吸入下呼吸道。老年、酗酒、营养不良、接受鼻饲等情况下，胃内酸度降低，细菌大幅增加，可能先逆向定植到口咽部，再被吸入而引起肺炎。呼吸机雾化器、氧气湿化瓶水污染也是重要的感染途径。儿科病房的气溶胶是传播医院获得性病毒性肺炎的重要途径。

患者急性起病，出现咳嗽、咳痰等，但常被基础疾病掩盖。大部分患者会出现发热，重症可能并发急性肺损伤、肺栓塞、急性呼吸窘迫综合征、左心衰竭等，非常危险。

患者以混合细菌感染为主，但目前要想用常规检测方法做出准确的病原学诊断很难，仅能根据病原学存在明显的地域性差异，了解当地、该医院的病原学流行检测数据，开展经验性治疗。

利用宏基因组二代测序技术（metagenomics next generation sequencing，mNGS）可直接提取临床样本如痰、支气管肺泡灌洗液中的核酸，构建文库和高通量测序，用生物信息学算法分析病原微生物的序列，做出准确的病原学诊断。该技术能检测目前几乎所有的病原体核酸，细菌、真菌、寄生虫、病毒都能检测出来，尤其是针对混合感染和罕见新发病原体很有优势。该技术还能快速识别分析耐药基因，指导抗生素使用，可及时治疗耐药菌感染，提高治疗效果。当然，该技术也有

一定的局限性，比如操作烦琐、分析复杂，且人体呼吸道本就有正常菌群存在，这些正常菌群的核酸使数据分析的难度增大。

参考文献

[1] 丁文龙，王海杰. 系统解剖学 [M]. 3 版. 北京：人民卫生出版社，2015.

[2] 王庭槐. 生理学 [M]. 9 版. 北京：人民卫生出版社，2018.

[3] 王建枝，钱睿哲. 病理生理学 [M]. 3 版. 北京：人民卫生出版社，2015.

[4] 王辰，王建安. 内科学 [M]. 3 版. 北京：人民卫生出版社，2015.

[5] 夏永杰，周璐，牛越，等. 2020 年中国大气臭氧对慢性阻塞性肺病死亡影响的疾病负担分析和健康经济学评价 [J]. 环境科学研究，2023，36 (2)：237－245.

[6] 王凤燕，张冬莹，梁振宇，等. 面向全科医生的《慢性阻塞性肺疾病诊治指南(2021 年修订版)》解读 [J]. 中国全科医学，2021，24 (29)：3660－3663，3677.

[7] WANG C，XU J，YANG L，et al. Prevalence and risk factors of chronic obstructive pulmonary disease in China (the China Pulmonary Health [CPH] study)：a national cross－sectional study [J]. Lancet，2018，391 (10131)：1706－1717.

[8] 赵华昌，刘嘉，冯娅，等. 中国、美国、欧洲医院获得性肺炎/呼吸机相关性肺炎指南的异同 [J]. 国外医药 (抗生素分册)，2023，44 (2)：96－101.

[9] 于翠香，王西艳.《中国成人医院获得性肺炎与呼吸机相关性肺炎诊断和治疗指南 (2018 年版)》解读 [J]. 中国医刊，2021，56 (9)：951－953.

[10] 巨春蓉，韦兵，练巧燕，等. 实体器官移植术后巨细胞病毒肺炎的防治策略——ATS 巨细胞病毒肺炎的诊治指南解读 [J]. 器官移植，2019，10 (1)：88－90.

[11] 中华人民共和国国家卫生健康委员会. 儿童肺炎支原体肺炎诊疗指南 (2023

年版）[J]. 中国合理用药探索，2023，20（3）：16－24.

[12] 中国医学救援协会重症医学分会. 宏基因组学测序技术在成人医院获得性肺炎中的临床应用专家共识 [J]. 中国急救复苏与灾害医学杂志，2023，18（5）：561－568.

[13] 中华中医药学会肺系病分会. 中医药单用/联合抗生素治疗社区获得性肺炎临床实践指南 [J]. 中日友好医院学报，2021，35（1）：8－11，15.

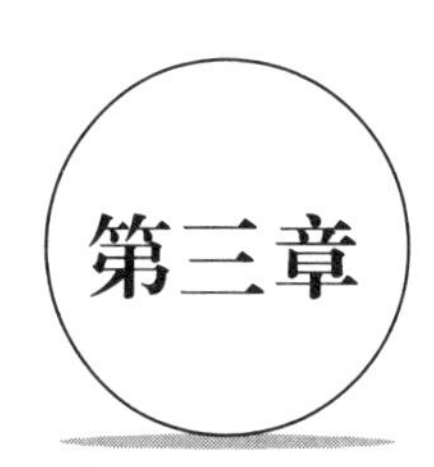

第三章 消化系统疾病：食物在体内的每一次变身

【知识目标】了解消化系统疾病的种类，熟悉常见消化系统疾病的危险因素、病理机制、常见症状和防治措施。

【能力目标】能在日常生活中防治常见消化系统疾病。

【育人目标】培养学生热爱科学的精神、主动采取健康生活方式的态度。

第一节　消化系统及其疾病简介

一、消化系统的结构

消化系统（digestive system）包括消化管和消化腺。消化管是指从口腔到肛门的管道，即口腔、咽、食管、胃、小肠（十二指肠、空肠、回肠）、大肠（盲肠、阑尾、结肠、直肠、肛管）。消化腺包括大唾液腺、肝、胰腺等位于消化管壁外的大消化腺，以及唇腺、颊腺、舌腺、食管腺、胃腺、肠腺等位于消化管壁黏膜层或黏膜下层的小消化腺。

口腔（oral cavity）是消化管的起始部位，前壁为上下唇，侧壁为颊，上壁为腭，下壁为口腔底。牙位于口腔前庭和固有口腔之间，是人体最坚硬的器官。人一生中有两组牙，分别是出生后 6 个月开始萌发的乳牙和 6 岁后逐渐更换的恒牙。我们常说的智齿是第三磨牙，通常青春期才萌出，此时颌骨发育接近成熟，智齿难以萌出而发生各种阻生牙，容易导致反复感染。舌包括骨骼肌和表面覆盖的黏膜，舌体背面黏膜的小突起称为舌乳头，其中含有味蕾，是味觉的感受器，也有痛觉、温觉、触觉、压觉的感受器。口腔周围分布着唾液腺，分泌唾液并排往口腔，其中含有消化酶。因此，我们反复咀嚼一口馒头，能慢慢感到甜味，就是因为有消化酶和味蕾的帮助。

咽（pharynx）是消化管和呼吸道共同的通道，上宽下窄。腭扁桃体位于口咽部侧壁扁桃体窝内，呈椭圆形，表面有很多深陷的小凹坑，即扁桃体小窝，细菌容易在小窝留存繁殖，引起感染，发生扁桃体炎。

食管（esophagus）长约 25cm，上接咽，下接贲门，是肌性管状器官。

胃（stomach）是消化管中最膨大的部分，完全空虚时类似管形，高度充盈时呈球囊形，成人胃容量约 1500mL。胃远端与十二指肠的连接处称为幽门。大名鼎鼎的幽门螺杆菌（helicobacter pylori）就在幽门附近，是引起消化性溃疡和胃癌的元凶之一。胃壁分四层：黏膜层、黏膜下层、肌层、浆膜层。黏膜层呈橘红色，有丰富的血供。黏膜下层由疏松结缔组织构成，有丰富的血管、淋巴管、神经丛。肌层较厚，包括外层的纵行肌、中层的环行肌和内层的斜行肌。浆膜层是胃的外膜。

十二指肠（duodenum）上接胃，下接空肠，长约 25cm，是小肠中长度最短、管径最大的部分。胃液、胰液、胆汁都在十二指肠中发挥作用。空肠（jejunum）和回肠（ileum）一起被肠系膜悬系于腹后壁，活动度较大。空肠较粗，管壁较厚，有较多的血管，而回肠较细，管壁较薄，血管较少。十二指肠、空肠和回肠共同构成小肠。小肠是消化管中最长的一段，5~7m，是消化的主要部位。

大肠（large intestine）长约1.5m，包括盲肠、阑尾、结肠、直肠、肛管。阑尾是盲肠下端后内侧壁向外延伸的一条细长的蚓状管道，长约6cm，管径仅有0.5~1.0cm，因此极易被粪石阻塞而诱发阑尾炎。阑尾结构卷曲，由于富含血管、神经、淋巴管等，容易发生炎症。结肠呈“M”形，包绕在空肠和回肠周围。直肠较短，10~14cm。肛管长约4cm，被肛门括约肌围绕，平时处于收缩状态。

肝（liver）是人体最大的腺体，也是最大的消化腺，分为四叶，左叶小而薄，右叶大而厚，还有方叶和尾状叶。正常的肝质地柔软脆弱，且血液供应非常丰富，呈棕红色，受外力冲击时易破裂而造成大出血。肝分泌的胆汁在胆囊内储存，并经胆管运输到十二指肠肠腔。

胰（pancreas）是人体第二大消化腺。外分泌部为腺细胞，分泌胰液，内含多种消化酶；内分泌部为胰岛，分泌胰岛素，降低血糖。

二、消化系统的生理功能

消化系统的生理功能是对食物进行机械性消化和化学性消化，吸收，将食物残渣以粪便形式排出体外。

当我们吃了一口馒头之后，消化就开始了。馒头在口腔内被咀嚼、磨碎，这是机械性消化，然后和唾液混合形成食团。唾液是由腮腺、颌下腺和舌下腺分泌的腺液的混合物，大部分是水，还有球蛋白、尿素、唾液淀粉酶、溶菌酶等有机物，以及Na^+、K^+、Cl^-等无机物。馒头中的淀粉会被唾液淀粉酶消化降解，这属于化学性消化，我们的味蕾就能感受到微微的甜味。食团被吞咽经过咽、食管到胃，在胃进行初步消化。胃内的消化也可以分为机械性消化和化学性消化。胃平滑肌规律地收缩、舒张和蠕动，挤压进入胃内的食团，让食团和胃液充分混合，有利于化学性消化。胃液是一种强酸性（pH 值 0.9～1.5）液体，主要成分是盐酸、胃蛋白酶原、黏液、碳酸氢盐和内因子。胃液中的盐酸也被称为胃酸，不仅本身就可以使食物中的蛋白质变性，更能激活胃蛋白酶原，有利于胃蛋白酶消化蛋白质。另外，胃酸还能杀灭食物中的细菌，随食物进入小肠后促进促胰液素和缩胆囊素的分泌，利于小肠吸收铁和钙。因此，胃酸对消化吸收有非常重大的意义。

胃尽管吸收能力很有限，但对于酒精的吸收能力很强，饮酒后血液中乙醇浓度快速上升，40 分钟左右就可达峰值。

胃通过蠕动，把混合了消化液的食糜推向幽门和十二指肠，这个过程就是胃排空。小肠是食物消化和吸收最主要、最重要的部位。食糜经过小肠消化后，营养物质变成结构简单、能够直接被小肠上皮细胞吸收的小分子物质，被吸收进入血液或淋巴液。首先，小肠有多种运动形式，如紧张性收缩、分结运动、蠕动、移行性复合运动，能很好地进行机械性消化，可以让食糜和消化液充分混合，消化酶能充分发挥作用，让食糜充分接触肠壁上皮细胞，促进吸收，还能推动食糜向小肠下段移动。其次，小肠液中有多种消化酶，尤其是胰液，富含胰淀粉酶、胰蛋白酶、糜蛋白酶、胰脂肪酶、羧基肽酶、核糖核酸酶、脱氧核糖核酸酶等，可以消化并水解食物中的淀粉、蛋白质、脂肪等。胰液中的碳酸氢盐既可以为这些消化酶发挥作用提供最适宜的酸碱环境，又可保护肠黏膜免受胃酸损伤。胆汁中的胆盐可以乳化脂肪，促进脂肪和脂溶性维生素的吸收。小肠液中有肠激酶，帮助胰蛋白酶原变成有活性的胰蛋白酶，从而消化蛋白质。最后，小肠黏膜有大量环形皱褶，黏膜表面又有大量绒毛，因此吸收面积巨大，绒毛中丰富的毛细血管和淋巴管有助于食物吸收，食物在小肠中停留的时间比较长，也被消化为易于吸收的小分子。这些因素都使小肠成为消化和吸收的主要部位。食糜在小肠中已经基本被消化吸收完全，大肠仅吸收水分、维生素和无机盐，并将食物残渣形成粪便排出体外。大肠中有大肠液，但主要成分不是消化酶，而是黏液和碳酸氢盐，主要作用也不是消化，而是润滑粪便和保护肠黏膜。大肠内的细菌合成维生素 B 复合物和维生素 K，被人体吸收利用。最终，食物残渣通过排便反射被排出体外。

消化道和消化腺接受交感神经和副交感神经的双重支配，与肠神经系统一起调节消化道的运动和功能。肠内在神经系统中存在很多神经递质，如乙酰胆碱、三磷酸腺苷、胆囊收缩素、脑啡肽、γ-氨基丁酸等，发挥复杂的生理功能。胃肠道黏膜下存在的内分泌细胞会合成和分泌多种生物活性物质，如胃泌素、胆囊收缩素、抑胃肽、神经降压素、胰泌素等，统称为胃肠激素，在消化、代谢等多领域发挥重要作用。

三、消化系统疾病简介

消化系统疾病十分常见，约占所有疾病的 1/10。按照病变器官，常见的食管疾病包括胃食管反流、食管癌、食管贲门失弛缓症等，胃及十二指肠疾病包括胃炎、消化性溃疡、胃癌、十二指肠炎等，小肠疾病包括肠炎、肠结核、克罗恩病、吸收不良综合征等，结肠疾病包括结肠炎、肠易激综合征、结肠癌、直肠癌等，肝脏疾病包括病毒性肝炎、脂肪肝、自体免疫性肝炎、肝脓肿、肝硬化、肝癌等，胆道疾病包括胆管炎、胆囊炎、胆管癌等，胰腺疾病包括胰腺炎、胰腺癌等，腹膜和肠系膜疾病包括腹膜炎、肠系膜淋巴结结核等。

消化系统疾病也可以按照病理生理分为消化吸收功能障碍、分泌异常、转运障碍、免疫调节异常、炎症、代谢性异常、肠道血供障碍、功能性疾病、肿瘤等。

近年来，随着生活方式的改变，消化系统疾病谱也有一定的变化，比如，肠易激综合征的患病人数增加。随着乙肝疫苗的普及，乙肝患病率逐年下降。随着大众对幽门螺杆菌的认识增多，更多的人在体检时检测幽门螺杆菌的感染情况，并能及时治疗，对幽门螺杆菌的防控也取得了较大成效，这对降低消化性溃疡和胃癌的发病率有很大作用。

第二节　消化性溃疡

消化性溃疡

一、消化性溃疡的症状及危害

消化性溃疡是指胃肠道黏膜被胃酸或胃蛋白酶消化而引起的溃疡，发生于食管、胃、十二指肠等部位，最常见的是胃溃疡和十二指肠溃疡。患者出现消化不良、上腹部不适、疼痛等，疼痛多为隐痛和钝痛，穿透性溃疡引起的疼痛会放射至背部。患者还会出现反酸、嗳气、胃灼热、恶心、呕吐等症状。有些患者可能没有症状，溃疡严重到出血甚至穿孔时才被发现。

消化性溃疡示意图见图 3.1。

消化性溃疡最主要的并发症是出血、穿孔和胃出口梗阻。溃疡轻的患者很容易出现黑便。值得注意的是，溃疡出血不是导致便血，而是导致黑便。粪便带血一般由下消化道出血如结肠病变、痔疮等引起。被溃疡侵蚀的血管越大，上消化道出血量越大。出血量大的患者可能会因失血过多而导致循环衰竭。如果溃疡向组织深部进展，穿透浆膜层，就会造成穿孔。急性穿孔会导致腹膜炎，患者表现为剧烈腹痛、腹肌强直、腹部压痛。溃疡周围组织充血、水肿会引起幽门痉挛，多次复发的溃疡会导致胶原沉积、瘢痕形成，以上因素会引起胃出口梗阻、胃滞留，患者出现上腹部饱胀、恶心、呕吐。

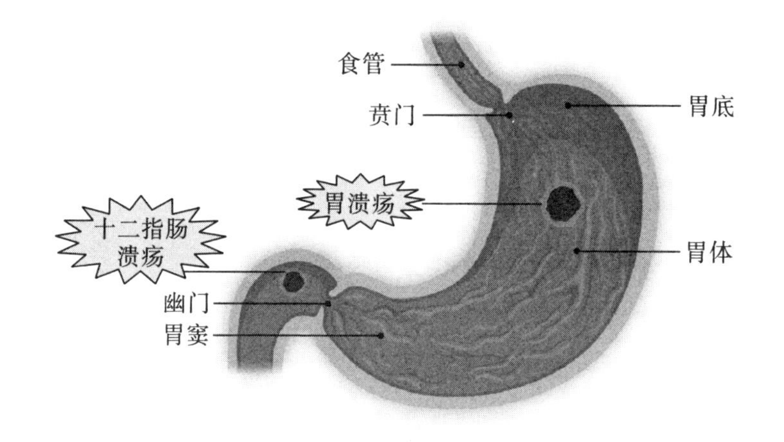

图 3.1 消化性溃疡示意图

二、消化性溃疡的流行病学特征

消化性溃疡是全球性多发病，但不同国家、不同地区的患病率有很大差异。近二十年来，对幽门螺杆菌的防控使消化性溃疡的发病率有所下降，但非甾体抗炎药（non-steroidal anti-inflammatory drugs，NSAIDs）的使用越来越多，与之相关的消化性溃疡发病率有所增加。目前一般人群中消化性溃疡的终生患病率为 5%～10%，年发病率为 0.1%～0.3%。1990—2019 年，南亚的消化性溃疡患者人数是全球最多的，这可能与亚洲合餐制有关。在我国，患病率尚无确切报道。就年龄而言，消化性溃疡的患病率随年龄增长而上升，在 80～84 岁年龄段达到峰值。不同年龄段的男女患病率有一定差异，男性患病率高于女性。消化性溃疡的自然复发率为 60%～80%，经幽门螺杆菌根除治疗后显著下降。在秋冬和冬春之交发病较多。

三、消化性溃疡的病因和防治

胃内的胃酸、胃蛋白酶可以消化胃里的食物，但是为什么不会消化正常人的胃组织呢？实际上，胃内既有侵袭因素，也有防御因素。对正常人而言，侵袭因素和防御因素能够维持平衡，因此胃内的消化正常进行，不会引起消化性溃疡。如果侵袭因素增强，或者防御因素减弱，二者的平衡被打破，消化性溃疡就会发生。

胃内有多种侵袭因素，包括胃酸、胃蛋白酶、幽门螺杆菌等。大多数消化性溃疡患者的胃酸分泌比健康人多，但这并不是发生消化性溃疡的关键原因。胃酸可以激活胃蛋白酶原，维持胃蛋白酶活性，二者一起消化侵袭胃组织。幽门螺杆菌感染是消化性溃疡的主要病因。幽门螺杆菌是澳大利亚科学家巴里·马歇尔（Barry·J. Marshall）和罗宾·沃伦医生（Robin Warren）发现的，他们也因此获得了2005年的诺贝尔生理学或医学奖。千百年来，人们一直认为胃内的强酸环境根本就不可能有任何细菌生存。马歇尔和沃伦在发现和成功培养幽门螺杆菌后，将首篇论文投稿并发表在著名期刊《柳叶刀》（*The Lancet*）上，但随后受到很多质疑。为了证明幽门螺杆菌与消化性溃疡的关系，从无胃病的马歇尔喝下了幽门螺杆菌培养液，在一周后就发现自己得了消化性溃疡，后续又从自己的胃黏膜中分离培养出了幽门螺杆菌。相关研究突飞猛进，1994年，WHO将幽门螺杆菌列为胃癌的一类致癌因子。胃内的侵袭因素还包括胆盐、药物、酒精等。

在这么多侵袭因素的攻击下，我们的胃还能维持健康，是因为胃里也有很多防御因素存在，比如胃内的黏液－碳酸氢盐屏障、黏膜屏障、血流、上皮细胞的规律更新、前列腺素、表皮生长因子等。胃液中含有大量以糖蛋白为主要成分的黏液，非常黏稠，分泌之后就覆盖在胃黏膜表面，形成一层保护层。胃黏膜内的非泌酸细胞还能分泌 HCO_3^-，组织液中的 HCO_3^- 也能进入胃腔，其与黏液一起形成黏液－碳酸氢盐屏障。胃黏膜上皮相邻的上皮细胞顶端膜之间还存在紧密连接，防止 H^+ 向黏膜扩散，形成胃的黏膜屏障。胃的局部血流、上皮细胞的规律更新、胃局部分泌的前列腺素和表皮生长因子等也能发挥保护作用。

在健康人体内，胃的侵袭因素和防御因素处于平衡状态。但当侵袭因素增强，或者防御因素减弱时，平衡就会被打破，消化性溃疡就发生了。比如，当前引起消化性溃疡最主要的病因就是幽门螺杆菌感染。幽门螺杆菌的全球感染率高达 50%，其与消化不良、胃炎、消化性溃疡和胃癌的发生密切相关。幽门螺杆菌会破坏胃黏膜，还可以引起高胃酸分泌而进一步损伤黏膜上皮。非甾体抗炎药如阿司匹林、对乙酰氨基酚、布洛芬等长期使用会诱发消化性溃疡，因为这些药物会减少内源性前列腺素的生成，削弱防御因素。即使改为肠溶制剂，药物不在胃内释放而在肠道中释放，也并不能显著降低消化性溃疡的发生率，具体机制尚不清楚。

此外，吸烟增加胃酸和胃蛋白酶分泌，抑制碳酸氢盐分泌，减少胃和十二指肠黏膜血流，因而大大增加消化性溃疡的发生率，且影响溃疡愈合，促进溃疡复发。饮酒不仅可以促进胃酸分泌，还会刺激溃疡病灶，导致溃疡加重甚至出血。应激和心理因素也是消化性溃疡的重要诱因，机体在遭受各类严重创伤、危重疾病或在严重心理疾病等应激状态下，会发生急性胃肠道黏膜糜烂、溃疡等病变，称为应激性溃疡。长期慢性精神紧张、焦虑的人发生消化性溃疡的概率更高，溃疡愈合后遭受精神应激时，溃疡也容易复发或发生并发症。此外，慢阻肺、肝硬化、慢性肾功能不全患者发生消化性溃疡的概率明显上升。

近年来，随着人口老龄化，老年人消化性溃疡越来越常见。老年人消化性溃疡的临床表现和青壮年不同，多见无症状或症状不明显者，疼痛也无规律，患者食欲减退、体重减轻。无症状不意味着不需要治疗，无症状是指患者没有任何可以感觉到的症状，因此也不会去医院就诊，一般在因为其他疾病做内镜检查时被发现，有的患者在发生严重出血、穿孔等并发症时才被发现，非常危险。

消化性溃疡患者的生活要有规律，避免精神紧张焦虑和过度劳累。吸烟者应尽量戒烟，服用非甾体抗炎药者应咨询医生后决定是否停服。药物治疗主要是根除幽门螺杆菌、抑制胃酸分泌和保护胃黏膜。急性穿孔、瘢痕性幽门梗阻等需要手术治疗。幽门螺杆菌可能通过污染的餐具、唾液、生的食物传播，因此最好采用分餐制，使用公筷，食物应彻底煮熟。婴幼儿的抵抗力弱，容易被幽门螺杆菌感染，一旦被感染，危害远大于成年人。因此成年人不应使用儿童的餐具，也不要嘴对嘴亲吻儿童。很多医院/体检中心都有呼气试验，^{13}C 呼气试验没有放射性，对人体无损害，检出率高，各年龄段的患者都可以采用，是目前检测幽门螺杆菌的最佳方法。如果检出阳性，即已经被幽门螺杆菌感染，不要恐慌，可以先去医院请医生判断是否需要做幽门螺杆菌根除治疗。如果医生建议治疗，那就要认真吃药，比如当前的三联方案或四联方案，不要随意相信喝茶或食疗能根除幽门螺杆菌。遵医嘱，是治疗成功的前提！

第三节　胃食管反流

你感受过胃灼热、反酸吗？这是胃食管反流的症状。近年来有一些青少年，为了追求骨感美而采用不当的减肥手段——催吐。他们在暴食后把一根塑料软管从口腔插进食管甚至到胃，通过机械刺激引起呕吐，想要既满足品尝美食的欲望，又满足骨感美的欲望。长期催吐的后果很严重，会发生反流性食管炎、胃食管反流，甚至牙齿也可能被胃酸腐蚀而脱落。

一、胃食管反流的病理机制、症状及危害

食管和胃之间在解剖学上不存在括约肌，但有一段 3～5cm 长的高压区，内压力比胃内压更高，发挥类似括约肌的作用，能阻止胃内容物逆流进入食管。但是在发生胃食管反流时，多种因素导致食管的防御功能下降，胃和十二指肠内容物富含胃酸、胃蛋白酶、胰酶、胆盐等，反流到食管后就会灼伤食管，因为胃有多重防御因素如黏膜－碳酸氢盐屏障等，但是食管并没有这些防御因素。患者出现胃灼热、反流、吞咽困难等症状，食管被灼伤后出现咽喉炎、上腹部烧灼感、上腹痛、上腹胀、胸痛等症状。尤其值得注意的是胸痛，胃食管反流引起的胸痛类似于缺血性胸痛，容易混淆。还有多种并发症，如食管狭窄、出血。患者还可能出现食管外症状，如夜间哮喘、久治不愈的咳嗽、睡醒后声嘶、中耳炎等。反流还会造成反复发作的吸入性肺炎甚至肺纤维化。酸性的胃内容物反流后在口腔停留，长期作用下会侵蚀牙齿，患者出现牙龈炎和牙周炎。酸性反流物反复刺激口腔，会引起腮腺过度分泌，长此以往患者会出现腮腺增大。

导致胃食管反流的因素很多，比如一过性食管下括约肌松弛增多、胃食管交界处结构改变、食管清除能力降低、食管感觉异常、胃排空延迟等，糖尿病、腹膜腔积液（腹水）、硬皮病、肥胖等也常导致胃食管反流。

二、胃食管反流的流行病学特征

据调查，2014 年我国胃食管反流的发病率为 2.5%～7.8%，北美为 18.1%～27.8%，欧洲为 8.8%～25.9%。全球发病率为 2.5%～51.2%，并呈逐年升高的趋势。胃食管反流在婴幼儿中很常见，有的婴儿出生时就患有胃食管反流。此外，胃食管反流的发病率随着年龄增长而增加，性别差异不明显。胃食管反流已经成为当今的常见病、多发病，严重危害人类身心健康和生活质量。

三、胃食管反流的病因、预防及治疗

胃食管反流的诱因见图 3.2。

胃食管反流与我们的生活方式尤其是饮食习惯密切相关。吸烟会增加胃食管反流的发生率，因此，戒烟对于防治胃食管反流非常重要。当然，大量饮酒也会刺激胃，诱发胃食管反流，尤其是临睡前大量饮酒危害更大。肥胖者胃食管反流的发生率显著高于体重正常者。精神压力也会引起或加重胃食管反流。妊娠，疝气、智能低下、脑卒中后遗症，一些药物如茶碱、口服避孕药、钙通道阻滞剂、胆碱能拮抗剂、安定，以及缺镁饮食都会增加胃食管反流的发生率。阻塞性睡眠呼吸暂停综合征与胃食管反流的关系很密切，胃食管反流会增加阻塞性睡眠呼吸暂停综合征的发生风险，呼吸暂停与酸反流有关，而胃食管反流又与呼吸暂停或呼吸不足有关，二者关系尚待进一步研究。

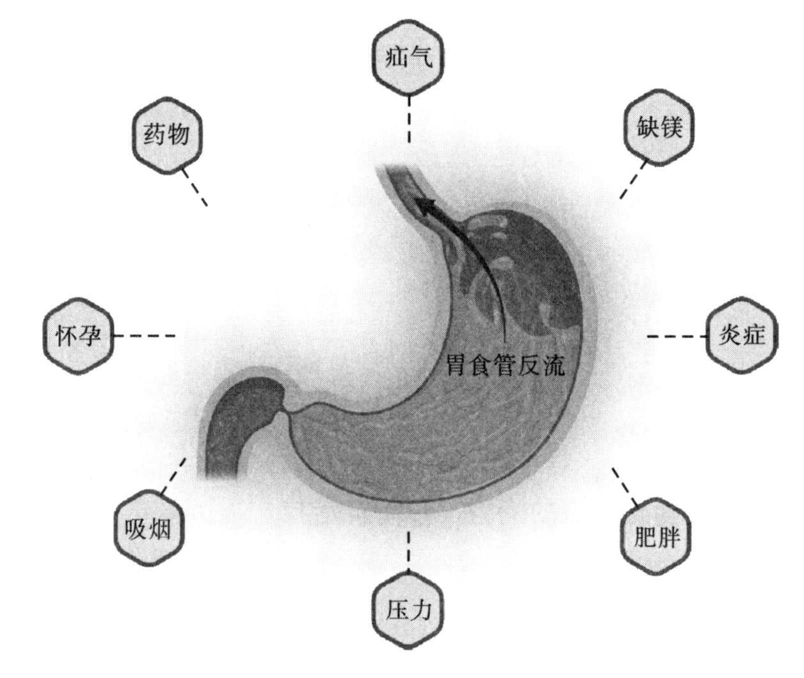

图 3.2　胃食管反流的诱因

对于具有反流症状的患者，一般建议进行内镜检查。我国是上消化道肿瘤高发国家，且胃镜的检查成本低，有利于肿瘤的早期发现。内镜检查还可以对糜烂性食管炎的程度进行分级。

生活方式调整是胃食管反流的基础治疗手段。胃食管反流患者可以适当地将床头抬高 15～20cm，比如使用楔形枕头，有助于防止在睡觉时出现胃食管反流。此外，患者在睡前 3 小时应避免进食。戒烟能有效改善反流症状，提高药物治疗的效果。还应限酒，避免摄入高脂饮食、咖啡因、含酸饮料（如橙汁）等，避免使用引起胃排空延迟的药物。超重患者应减肥至正常体重，减重能明显减少胃食管反流的症状，提高药物治疗的成功率。

胃食管反流常使用药物治疗。对于不能耐受药物的患者，或药物治疗无效的患者，可使用腹腔镜进行胃底折叠手术。内镜治疗对胃食管反流的效果也很好，包括内镜下射频消融术、经口无切口胃底折叠术、抗反流黏膜切除术。根据目前的临床证据，胃底折叠术是最好的抗反流手术方式。反流性食管炎有一个重要的并发症，即巴雷特（Barrett）食管，是指内镜下食管鳞状上皮与柱状上皮的交界线相对于胃食管接合部上移，组织学证明正常复层鳞状上皮被化生的柱状上皮取代。巴雷特食管有发展为食管腺癌的风险，每年癌变率约为0.5%。因此，对于存在异型增生的巴雷特食管患者，应积极随访，争取早期发现异型增生和早期癌，或者及时采用内镜或手术治疗。

参考文献

[1] 丁文龙，王海杰. 系统解剖学 [M]. 3版. 北京：人民卫生出版社，2015.

[2] 王庭槐. 生理学 [M]. 9版. 北京：人民卫生出版社，2018.

[3] 王建枝，钱睿哲. 病理生理学 [M]. 3版. 北京：人民卫生出版社，2015.

[4] 王辰，王建安. 内科学 [M]. 3版. 北京：人民卫生出版社，2015.

[5] 中华医学会消化病学分会幽门螺杆菌学组. 2022中国幽门螺杆菌感染治疗指南 [J]. 中华消化杂志，2022，42（11）：745－756.

[6] 张旭，周元植，陈雯雯，等. 1990—2019年消化性溃疡的疾病负担分析 [J]. 中国循证医学杂志，2023，23（4）：391－397.

[7] 王垂杰，郝微微，唐旭东，等. 消化系统常见病消化性溃疡中医诊疗指南（基层医生版）[J]. 中华中医药杂志，2019，34（10）：4721－4726.

[8] 李紫梦，康艳楠，罗如珍，等. 胃食管反流病症状管理指南/共识的质量评价 [J]. 中国全科医学，2020，23（33）：4151－4159.

[9] 李军祥，谢胜，唐旭东，等. 消化系统常见病胃食管反流病中医诊疗指南（基层医生版）[J]. 中华中医药杂志，2020，35（6）：2995－2998.

[10] 梁笑楠，战蓉蓉，张晓岚.《2020年中国胃食管反流病专家共识》解读 [J]. 河北医科大学学报，2021，42（8）：869－871，925.

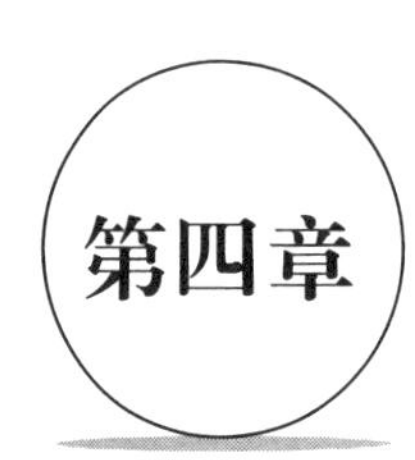

神经系统疾病：思维、行动以及意识的支配

【知识目标】了解神经系统疾病的细胞基础，熟悉常见神经系统疾病的症状。

【能力目标】能在日常生活中识别早老性痴呆的常见症状。

【育人目标】培养学生面对疾病的积极心态。

神经退行性疾病概述

第一节 神经系统及其疾病简介

一、神经系统的结构和生理功能

神经系统十分复杂，在调节其他系统中发挥主导作用。从最简单地咽口水、眨眼，到复杂的计算，从口若悬河，到神秘的梦境，都离不开神经系统。我们的感觉、意识、思维、认知、语言、运动，无一不是神经系统尤其是脑发挥协调功能的结果。神经系统协调人体各器官系统的活动，使人体成为一个有机的整体，维持稳定的内环境，让人们能够主动地认识客观世界，适应环境，改变环境。神经系统功能的复杂性是建

立在其结构复杂性的基础上的。

神经系统分为中枢神经系统（central nervous system）和周围神经系统（peripheral nervous system）。中枢神经系统主要包括脑和脊髓。脑是中枢神经系统的高级部分，可以分为端脑、中脑、间脑、小脑、脑桥、延髓。大脑纵裂把端脑分为左、右大脑半球，覆盖在大脑半球表面的灰质被称为大脑皮质，是脑最重要的部分。大脑皮质上有许多重要的中枢，如躯体运动区、躯体感觉区、视觉区、听觉区、平衡觉区、嗅觉区、味觉区、内脏活动的皮质中枢、语言中枢（包括运动性语言中枢、书写中枢、听觉性语言中枢、视觉性语言中枢）。任一部分受损都会引起疾病，比如，运动性语言中枢若受损，患者虽然可以发出声音，但不能说出具有意义的语言（运动性失语症）。端脑还有一个由边缘叶及联系密切的皮质下结构组成的边缘系统，与学习、记忆、情感、情绪反应、内脏调节、性活动等有关。间脑的下丘脑位于背侧丘脑下方，通过内脏神经系统和神经内分泌系统控制机体内脏活动和内分泌，调节体温、摄食、水盐平衡、昼夜节律、内分泌等。小脑位于颅后窝，分为三叶，是重要的运动调节中枢，维持身体平衡，调节肌肉张力，协调随意运动。脑干由延髓、脑桥和中脑组成，心血管中枢就位于延髓网状结构内。

脊髓是中枢神经系统的低级部分，在脑的控制下活动。脊髓位于椎管内，呈前后稍扁的圆柱形，其横切面上可见一个细小的中央管，周围是“H”形的灰质，再外围是白质。灰质是神经元胞体、突起、神经胶质和血管的复合体，白质主要是神经纤维。

周围神经系统包括遍布全身各个组织、与脑和脊髓相连的神经。周围神经系统可以根据终末分布部位的特点，分为躯体神经和内脏神经；也可以根据功能，分为感觉神经和运动神经。

神经组织主要包括两种细胞：神经细胞（神经元）和神经胶质细胞

（神经胶质）。人体约有 10^{11} 个神经元。神经元包括胞体和伸出去的突起，较短的、局限在胞体附近的突起叫树突，细长的突起叫轴突。这些较长的突起被髓鞘和神经膜包裹，成为神经纤维。不同的神经纤维传导神经冲动的速度不同，神经纤维越粗、髓鞘越厚，传导电信号就越快。神经元是神经系统的主体，神经胶质细胞主要发挥辅助作用，支持、营养、保护、修复神经元。

神经元和神经元之间，或者神经元和效应细胞之间并不是直接接触的，而是存在一个结构，叫突触。有的突触用电扩步的形式传导信息，称为电突触。电突触的结构基础是缝隙连接。有的突触以化学递质为中介传导信息，称为化学突触，这是神经系统传递信息的主要方式。化学突触的突触间隙为 30～50nm，神经递质被突触前膜释放，扩散经过突触间隙，到达突触后膜，与突触后膜上的受体结合，引起各种生理反应。现在已经发现了数十种神经递质，如 5－羟色胺（5－HT）、γ－氨基丁酸（GABA）、乙酰胆碱（Ach）、去甲肾上腺素（NA）、谷氨酸（Glu）、多巴胺（DA）等。如果神经递质的生成、释放、灭活等出了问题，就会表现出各种各样的疾病。比如多巴胺功能亢进被认为是精神分裂症的原因，而多巴胺功能过度抑制又会导致帕金森病（Parkinson's disease）。这些神经递质及其受体成为治疗这些疾病的药物靶点。比如通过增加氯离子（Cl^-）通道的开放频率或延长其开放时间，增强 γ－氨基丁酸的功能，可以镇静催眠、治疗癫痫。

神经活动的基本方式是反射。非条件反射（unconditioned reflex）是指与生俱来的、比较固定而形式低级的反射活动，如食物反射、防御反射等，无需大脑皮质参与。条件反射（conditioned reflex）是后天习得的反射，既可建立又可消退，主要在大脑皮质，帮助人类适应环境。刺激通过感受器，经传入神经进入中枢，中枢发出冲动，经传出神经到达效应器，就完成了一次反射（反射弧），中枢是其中最复杂的部分。在此过程中，既需要初级水平的整合，也需要高级水平的整合，反射才有足够的复杂性，人类才能适应环境。人类对感觉（躯体和内脏感觉、视觉、听觉、平衡感觉、嗅觉、味觉）、躯体运动（姿势调节、运动调节）、内脏活动、本能行为、情绪、觉醒与睡眠、学习与记忆、语言、内分泌的调节，都有赖于复杂的神经系统结构基础。

二、神经系统疾病简介

脑是能量代谢最活跃的器官，血流量和耗氧量大。因此，脑的能量代谢受损后，其结构和功能也会受损。脑受损后，神经元会发生退行性变性、凋亡、坏死等。神经胶质细胞和星形胶质细胞会发生炎性反应，进而肥大、增生。少突胶质细胞脱髓鞘。脑的结构和功能非常复杂，受损时的反应也多种多样，很多都有待进一步深入研究。

脑的结构和功能非常特殊，因此其发生疾病时的表现也与实质性器官如肝、肾、心等不同，有以下独特规律。首先，病变定位和功能障碍之间关系密切，比如海马区主要负责学习和记忆，因此海马区受损会导致学习和记忆功能受损，小脑主要负责平衡，因此小脑病变会导致身体平衡功能障碍或共济失调。相同的病变发生在不同部位，出现的后果也不同。比如小梗死灶若发生在延髓会导致死亡，若发生在额叶前皮层联络区则没有任何症状。其次，成熟的神经元没有再生能力，因此神经系统老化或受损后神经细胞数量减少，且无法得到补充，进而导致脑不同区域萎缩，出现相应功能障碍。最后，急性脑损伤常导致意识障碍，慢性脑损伤常导致认知障碍。

神经系统疾病种类很多，包括神经发育疾病如孤独症，神经退行性疾病如阿尔茨海默病、帕金森病、亨廷顿舞蹈病、肌萎缩侧索硬化症，心境障碍如抑郁、躁狂症、双相情感障碍、焦虑，思维与意志障碍如精神分裂症，意识障碍如癫痫，其他神经系统疾病如脑卒中、偏头痛、失语症等。

神经系统疾病是导致残疾的主要原因，也是全球主要死亡原因。由于人口增长和老龄化，预计全球范围内的死亡和残疾人数会持续上升。在全球范围内，排名前三位导致死亡的神经系统疾病是脑卒中、阿尔茨海默病和其他痴呆、脑膜炎。疾病分布有年龄特征，对 5 岁以下儿童，多发传染性神经病，以脑膜炎为主。对于青壮年，多发偏头痛和紧张性头痛。脑卒中好发于 60～84 岁人群。阿尔茨海默病和其他痴呆则多见于 85 岁及以上人群。因此，增进对神经系统疾病的了解，加强患者教育非常重要。

第二节　痴呆

一、痴呆的症状及危害

大家都听说过痴呆、老年痴呆、早老性痴呆、痴呆症、失智症、认知症、阿尔茨海默病，那么这些概念之间是什么关系呢？认知是人体认识和获取知识的智能加工过程，涉及学习、记忆、思维、语言、精神、情感等。认知障碍（cognitive disorder）是指与学习记忆、思维判断有关的大脑高级智能加工出现异常，导致学习记忆障碍，伴有失语、失认、失用、失行等改变。痴呆（dementia）是严重认知障碍的一种表现形式，患者因慢性脑功能不全、智能损害而出现不同程度的学习、记忆、语言功能障碍，人格异常，计算、判断、概括等认知能力降低，伴有行为和情感异常，导致患者日常生活、社会交往和工作能力显著降低甚至完全丧失。认知是大脑皮质高级功能的反映，因此基因异常、代谢紊乱、脑外伤、精神异常等都会引起大脑皮质结构和功能损害，进而导致认知障碍。大脑皮质的结构和功能极其复杂。对认知障碍的病理机制现在有多种理解，包括神经调节分子及相关信号通路异常、蛋白质代谢紊乱、突触-神经环路损伤等，但还需要深入研究。由于绝大部分痴呆患者是 60 岁以上的老年人，因此痴呆也被称为老年痴呆。65 岁以前发病者，称为早老性痴呆。老年痴呆根据病因主要分为三大类，脑变性疾病引起的痴呆（阿尔茨海默病）（Alzheimer's disease）、脑血管疾病引起的痴呆（血管性痴呆）、混合性痴呆。还有路易小体痴呆、额颞叶痴呆、帕金森病性痴呆等。阿尔茨海默病是其中最大的一类，占老年痴呆患者总数的 60%以上。

痴呆给人的感觉似乎有贬义，患者和家属不愿意接受这个词，进而可能影响到疾病的及时诊疗，因此痴呆逐渐被更名为认知症、失智症、认知障碍症等。

早老性痴呆的症状见图 4.1。

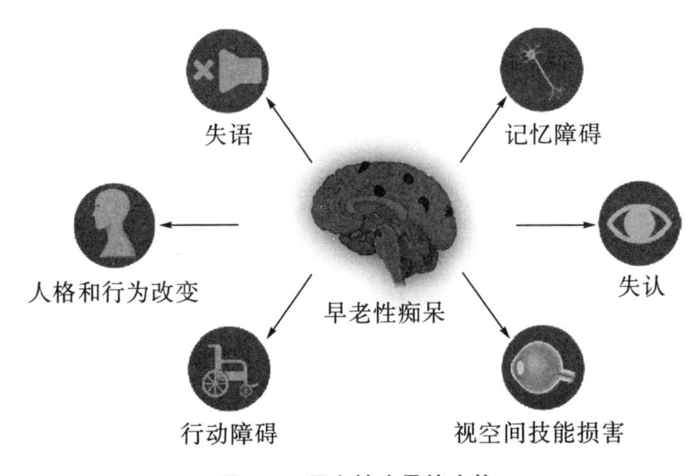

图 4.1　早老性痴呆的症状

阿尔茨海默病的核心临床表现是进展性认知障碍，其发病是一个长期的过程，在出现临床症状后数年至十余年中逐步进展，患者从仅有轻度认知受损，发展到完全失去生活自理能力。根据认知障碍程度，阿尔茨海默病可分为临床前阶段、轻度认知障碍阶段和痴呆阶段。临床前阶段是指患者脑内已经存在逐渐进展的病理变化，但还没有明确的临床症状，或者存在明确的阿尔茨海默病相关病理改变证据，但未达到痴呆诊断标准。临床前阶段最开始仅有脑淀粉样变，之后会出现神经损伤，再之后就会出现轻微认知障碍或行为改变表现，但尚未达到轻度认知障碍的诊断标准。轻度认知障碍阶段患者出现客观认知障碍，工具性日常生活能力轻度受损，但生活独立性不受影响。核心功能障碍是认知障碍，患者可能出现记忆功能、执行能力、视空间能力、语言能力受损，出现异常行为，人格和行为改变。此外，患者还可能出现精神状态异常、运动障碍（比如步态异常、体能下降）。痴呆阶段患者的核心症状之一是日常生活能力减退，患者出现吞咽困难、大小便障碍、运动障碍等。阿尔茨海默病是全世界致残率最高、负担最严重的疾病之一。老年患者不仅会失去独立生活能力，社会交往和心理健康都受到严重损害。阿尔茨海默病被 WHO 认定为全球性重大公共卫生健康问题。

阿尔茨海默病患者的主要病理特征是淀粉样斑块和神经原纤维缠结，还有星形胶质细胞增生、小胶质细胞激活、脑淀粉样血管病变等。β-淀粉样蛋白和 Tau 蛋白是目前关于其发病机制最知名的两大分子标志物。β-淀粉样蛋白浓度增加后形成寡聚体，凝聚成细胞外斑块，损伤树突棘，也参与导致神经原纤维缠结。β-淀粉样蛋白还会产生活性氧，导致大脑慢性炎症，促进 Tau 蛋白累积。Tau 蛋白可以损伤突触，改变线粒体结构和功能，导致神经退行病变。

二、痴呆的流行病学特征

根据2008—2009年开展的一项流行病学调查，我国65岁及以上人群中痴呆的发病率为5.14%，其中阿尔茨海默病的患病率为3.21%，是老年人痴呆中最主要的一类。根据《世界阿尔茨海默病2018年报告》，全球痴呆患者超过5000万，预计到2050年患病人数将达1.52亿。中国约有阿尔茨海默病患者1000万，预计到2050年将超过4000万。2050年我国老年人口将达4.49亿，是2015年的2倍左右，人口老龄化形势严峻。根据一项2020—2050年中国阿尔茨海默病患病情况的预测研究，我国2020年、2030年、2040年60岁以上老年患者人数分别为1450万、2075万、2687万。2050年患病人数将是2015年的2.35倍。女性患病率显著高于男性，是男性的2.37倍，在不同时期女性的患病率都高于男性。当然，这可能与女性更年期激素水平改变、女性通常更加长寿等因素有关。阿尔茨海默病的患病率会随着年龄增加而上升，85岁时的患病率会增加3倍，可能由于随着年龄增大，脑血管发生变化导致供血减少等。我国北方脑血管疾病发生率高，因此血管性痴呆的发生率也高于南方。尽管大部分病例是散发的，但约有10%的患者呈现明显的家族遗传倾向。

三、痴呆的病因和防治

阿尔茨海默病的危险因素包括不可干预的危险因素和可干预的危险因素两大类。不可干预的危险因素包括年龄、性别、遗传因素和家族史。我们主要着眼于可干预的危险因素。

2023年5月，国家卫生健康委办公厅发布《关于开展老年痴呆防治促进行动（2023—2025年）的通知》，决定2023—2025年在全国组织开展老年痴呆防治促进行动，行动内容包括宣传老年痴呆防治科普知识、开展老年人认知功能筛查及早期干预、进行专项培训辅导、建立老年痴呆防治服务网络。

目前已有阿尔茨海默病的相关治疗药物，但没有特效疗法能阻止或逆转阿尔茨海默病的病情进展。因此，早诊断、早发现、早干预非常重要。积极推动阿尔茨海默病的一级预防，降低发病率和患病率，对于患者个人、家庭和全社会都非常重要。WHO 2009 年的全球健康风险报告指出，收入水平不同的地区，导致阿尔茨海默病发病的可能的危险因素不同。

根据阿尔茨海默病预防指南的推荐，人生不同阶段都有对应的预防措施。受教育程度提高可显著降低阿尔茨海默病的发病率，因此，尽可能多地接受教育对提高健康水平有帮助。

对于中年人群，与心血管疾病相关的危险因素如超重/肥胖、缺乏运动、吸烟、饮酒、高血压、高血糖、高血脂等都会显著增加阿尔茨海默病的发病率，因此中年阶段要保持健康的生活方式，加强体育锻炼，保持良好的心理状态，严防“三高”等。规律的体育运动，尤其是有氧运动和具有社交性的运动如乒乓球、跳舞等，可提高运动能力，对神经功能具有显著的保护作用。

对于老年人，在生活方式方面，应积极采取以下措施：65 岁以下人群应通过合理膳食、积极运动等方式，使体质指数（BMI）保持在 $18.5 \sim 24.9 kg/m^2$，不能太瘦。老年时期如果能保持强健的体魄，对于预防多种疾病都有好处。最好能定期参加体育锻炼，多从事刺激性脑力活动，如阅读、下棋等。保持充足的睡眠。戒烟，也要避免接触二手烟。

许多疾病都会增加阿尔茨海默病的发病风险，加重认知功能减退。

为了防止认知功能减退，糖尿病患者应密切监测认知功能减退情况。脑血管疾病患者应合理用药，维持脑血管的良好状态，脑卒中患者则要密切监测认知功能改变。此外，老年人要保护好自己，在劳动时避免爬高上梯，避免发生脑外伤。避免罹患高血压，直立性低血压患者也应监测认知功能状态。房颤患者应坚持正规治疗，合理用药。保持心理健康对多种疾病都有好处，应放松心情，避免过度紧张焦虑。抑郁患者应密切监测认知功能状态。

对于家属来说，阿尔茨海默病的临床表现多种多样，起病隐匿，在早期不容易发现，很多患者因为发现太晚而错过了最佳干预时机。家人应密切关注老年人的认知功能变化，比如记忆改变、脾气改变等，及时送医治疗。

第三节　帕金森病

一、帕金森病的症状及危害

帕金森病又称震颤麻痹，是一种缓慢进行性的神经变性疾病，由于1817 年被英国人詹姆斯·帕金森博士（James Parkinson）首次描述而得名。帕金森病好发于 50～80 岁。典型症状包括静止性震颤、肌肉强直、运动迟缓、步态不稳、假面具样面容等。帕金森病是一种慢性进行性疾病，最早出现的症状一般是静止性震颤，从手指开始，患者可能会来回摩挲拇指和食指，称为搓丸样震颤，变换位置或做事时震颤会减轻。震颤会逐渐蔓延到同侧下肢和对侧肢体，病情继续进展，震颤则可发展到下颌、嘴唇、舌头甚至头部，在患者精神紧张时震颤加剧，睡眠中则完全消失。此外患者还会出现肌肉僵直，全身肌肉失去柔软性，感到一侧肢体运动不灵活，进展至后期甚至会影响日常生活。检查患者的身体时可能会感觉患者肢体阻力增加，类似弯曲软铅管的感觉，称为铅管样强直。合并震颤的患者在检查时，阻力断续类似转动齿轮，称为齿轮样强直。由于手指肌和臂肌强直，患者无法完成精细动作如系鞋带、扣纽扣、刮胡子等。写字也会越来越困难，字越写越小，称为小写症。面部肌肉僵直导致患者表情呆板，连眨眼都变少了，好像带了一个假面具。口咽部肌肉强直，唾液不能被正常咽下，患者就会出现大量流涎，话语减少，语速变快，言辞含混，说话犹豫不决，语调单一，节奏单调。吃饭或喝水的时候容易被呛着，吞咽困难。行动时起步困难，身体前倾，步伐小，步速快，拖着脚步，称为慌张步态。病情进展到中期的时候，姿势反射消失，患者不容易维持身体平衡，弯腰驼背，容易跌倒。走路时上肢摆动消失。随着病情进展，患者坐下后甚至不能独自站立起来，卧床后无法自己翻身，日常生活自理能力严重受损。很多患者还会出现多部位疼痛，如头痛、肩颈痛、腰痛、背痛、手臂酸痛、腿痛，有的患者还会出现异常温热或寒冷的感觉，类似于风湿样疼痛。患者嗅觉可能也会出现问题，感到无精打采或者疲劳。患者自主神经功能紊乱，唾液腺和皮脂腺分泌增加，排便困难，出现直立性低血压。有的患者还会出现抑郁、焦虑、幻觉、妄想、痴呆等精神和认知障碍。

帕金森病如果能早诊断、早治疗，治疗效果一般比较好。因此应密切关注帕金森病的早期症状，如嗅觉减退、睡眠障碍、抑郁、焦虑、动作慢等，早诊断、早治疗非常重要。帕金森病的进程可长达二三十年，为了提高患者的生活质量，要对病情进行长期全程管理。

二、帕金森病的流行病学特征

帕金森病是仅次于阿尔茨海默病的第二常见的神经退行性疾病。欧美等国 60 岁以上老年人的患病率约为 1%，80 岁以上则超过 4%。我国 65 岁以上老年人的患病率为 1.7%，并且我国帕金森病患者人数已经从 2005 年的 190 万上升到 2020 年的 310 万，预计 2030 年将达到 500 万，可能接近世界帕金森病患者人数的一半。根据《2022 年度中国帕金森病患者疾病诊疗和生活质量报告》，由于帕金森病的症状多样和诊断复杂，超过 90%的帕金森病患者需要 1 年以上的时间才能够正式确诊。75%的帕金森病患者同时受到糖尿病、冠心病、骨质疏松等共病的影响，还伴有便秘、睡眠障碍和抑郁等困扰。

三、帕金森病的病因和防治

帕金森病的病理机制尚未完全阐明。其发生与黑质纹状体多巴胺系统损害有关。多巴胺是脑内重要的神经递质，而黑质纹状体则是锥体外系运动的高级中枢。患者脑内黑质细胞变性脱失，多巴胺生成减少，作为抑制性神经递质的多巴胺与作为兴奋性神经递质的乙酰胆碱之间的平衡被打破。原本可溶性的 α－突触核蛋白异常聚集为低聚体和原纤维，与神经微丝、微管蛋白、泛素组成嗜酸性包涵体——路易小体。α－突触核蛋白不仅在路易小体中聚集并沉积，同时也会在神经元之间传递。多巴胺缺失假说目前得到大多数人的认可，对应的治疗思路就是补充脑内多巴胺或抑制乙酰胆碱。也有一些新的学说如氧化应激－自由基假说等，认为是多巴胺代谢过程中产生的活性氧等诱导氧化应激，进一步破坏神经细胞膜功能，对应的治疗思路就是抗氧化，保护神经细胞。

帕金森病的病理机制见图 4.2。

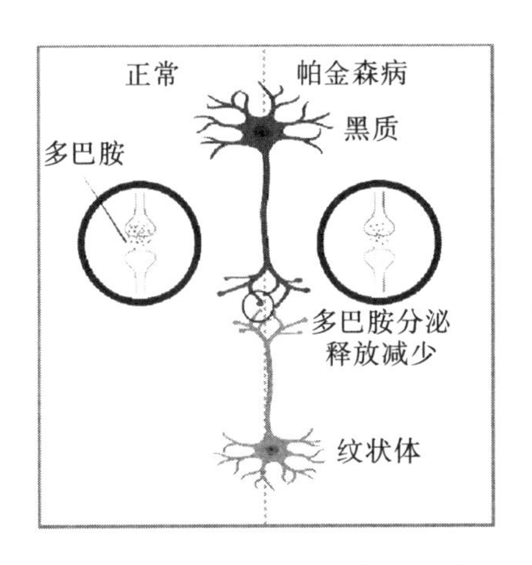

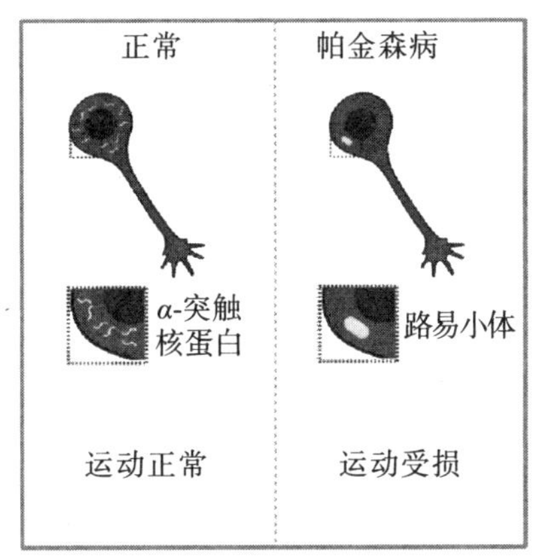

图 4.2　帕金森病的病理机制

年龄是帕金森病重要的危险因素，此病一般出现在中老年人，通常在 60 岁以上，发病率随年龄增长而增加。但这并不是说年轻人不会得帕金森病。年轻帕金森病患者对药物治疗的反应和老年患者不同，需要咨询医生。另外，有些基因变异会增加帕金森病的发病风险，因此，如果近亲中有帕金森病患者，需要更加注意健康生活方式，努力预防帕金森病。据报道，持续接触除草剂或杀虫剂可能会略微增加帕金森病的发病风险，因此应避免接触环境中的有毒物质。定期有氧运动能降低帕金森病的发病风险，运动不仅对预防帕金森病有效，对于预防多种其他疾病也具有显著效果。研究人员发现，绿茶可以降低帕金森病的发病风险，但不清楚这种保护作用是否与咖啡因有关。康复锻炼能够缓解症状，提高药物治疗的效果。帕金森病患者可以选择在专业康复机构进行语言训练、步态训练、姿势平衡训练等，也可以坚持参加健身操、打太极拳、舞蹈等运动锻炼。

参考文献

[1] 丁文龙，王海杰. 系统解剖学 [M]. 3 版. 北京：人民卫生出版社，2015.

[2] 王庭槐. 生理学 [M]. 9版. 北京：人民卫生出版社，2018.

[3] 王建枝，钱睿哲. 病理生理学 [M]. 3版. 北京：人民卫生出版社，2015.

[4] 王辰，王建安. 内科学 [M]. 3版. 北京：人民卫生出版社，2015.

[5] 杨宝峰，陈建国. 药理学 [M]. 9版. 北京：人民卫生出版社，2018.

[6] FEIGIN VL，VOS T，NICHOLS E，et al. The global burden of neurological disorders：translating evidence into policy [J]. Lancet Neurology，2020，19 (3)：255－265.

[7] 国家卫生健康委办公厅发布《关于开展老年痴呆防治促进行动（2023—2025年）的通知》[J]. 上海护理，2023，23 (7)：53.

[8] 张亚茹，郁金泰. 阿尔茨海默病循证预防国际指南 [J]. 科技导报，2021，39 (20)：110－115.

[9] 杨青，贾杰. 阿尔茨海默病相关指南及专家共识解读——全周期康复新视角 [J]. 中国医刊，2021，56 (1)：22－27.

[10] 王英全，梁景宏，贾瑞霞，等. 2020—2050年中国阿尔茨海默病患病情况预测研究 [J]. 阿尔茨海默病及相关病，2019，2 (1)：289－298.

[11] 翟雅莉，王晓明. 阿尔茨海默病的发病机制研究进展 [J]. 中华老年多器官疾病杂志，2023，22 (2)：139－142.

[12] 张鹤，张允岭. 我国老年期痴呆现状、困境及中药防治研究进展 [J]. 世界中医药，2023，18 (8)：1202－1205.

[13] 宋鲁平，王强. 帕金森病康复中国专家共识 [J]. 中国康复理论与实践，2018，24 (7)：745－752.

[14] 王丽娟，张玉虎. 中国血管性帕金森综合征诊断与治疗专家共识 [J]. 全科医学临床与教育，2017，15 (4)：364－367.

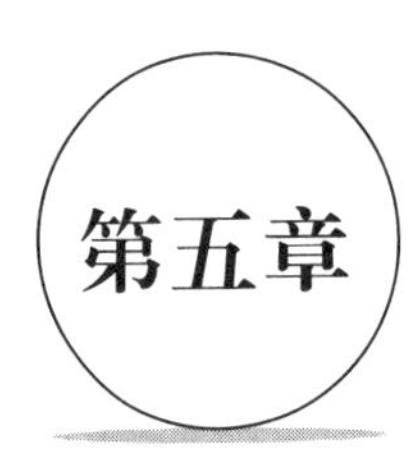

第五章 不再有难言之隐：泌尿生殖系统健康

【知识目标】了解常见泌尿生殖系统疾病的种类。

【能力目标】能在日常生活中了解并预防常见泌尿生殖系统疾病。

【育人目标】培养学生面对疾病的积极心态。

第一节　泌尿系统及其疾病简介

一、泌尿系统简介

泌尿系统（urinary system）由上尿路（肾、输尿管）和下尿路（膀胱、尿道）组成。机体新陈代谢的废物和多余的水通过肾形成尿液，由输尿管输送至膀胱储存，再通过尿道排出体外，维持内环境稳态。

肾左右各一，形状像蚕豆，位于脊柱两侧。肾最重要的功能是通过尿生成维持机体内环境稳态。尿生成可以排出机体代谢终产物和外源性物质，调节体液容量和渗透压，调节电解质平衡和酸碱平衡。尿生成的基本功能单位叫肾单位，包括肾小体和肾小管两部分。肾小体类似球形，由肾小球和包绕在外面的肾小囊组成。肾小球是入球小动脉分支形成的毛细血管进一步盘曲而成的球形，血浆流经肾小球的毛细血管网时会滤出滤液，叫作原尿。原尿会再流入肾小管。肾小管与肾小体相连，分为近端小管、髓袢和远端小管。原尿在流经肾小管的过程中，一部分成分会被完全或部分重吸收，如大部分水分、NaCl、葡萄糖、氨基酸、多肽、小分子蛋白质、碳酸盐、尿素等。不同物质在肾小管被重吸收的部位和机制是不同的。有些物质会被主动分泌进入滤液，如对氨基马尿酸、肌酐、H^+、K^+等，最后形成终尿。正常人 24 小时内形成的原尿可以达到 180L，但最终形成且排出体外的终尿仅有 1.5L，所以绝大部分水分都被肾小管重吸收了。肾的血流灌注非常丰富，安静时肾的血液供应是脑的 7 倍、心脏的 5 倍。肾并不像大脑或心脏一样对氧的需求非常大。要维持这么多的血供，而且还要在一定血压范围内通过自身调节维持稳定的血流灌注，就是为了通过尿生成维持内环境稳态。肾通过调节水和钠的排泄，调节体液的渗透压平衡；通过调节钾、酸、碱排泄，维持血钾和酸碱平衡。此外，肾还有内分泌功能，生成肾素、促红细胞生成素、活性维生素 D_3、前列腺素、激肽、骨化三醇等，在血压调节、红细胞生成、骨骼生成等方面发挥重要作用。肾产生的促红细胞生成素作用于红系祖细胞，促进红细胞生成。肾还产生 1α 羟化酶，这是生成具有生物活性的维生素 D 的关键酶，对于维持骨骼矿物化非常重要。

输尿管是肌性管道，长 20～30cm，会规律地蠕动，把尿液输送到膀胱。输尿管最窄处口径仅 0.2～0.3cm，如果输尿管有结石，就可能形成梗阻。输尿管与膀胱相连处的膀胱内膜为活瓣，可发挥生理性阀门的作用，因此当膀胱内压升高或者膀胱收缩时，尿液并不会倒流回输尿管。膀胱呈三棱锥形，位于耻骨联合后方。新生儿膀胱位置较高，老年人膀胱位置较低。尿液平时就储存在膀胱中，随着尿液的充盈，膀胱的大小会发生很大变化。正常成年人膀胱容量为300～500mL。膀胱壁的平滑肌称为逼尿肌，有环形、纵行、螺旋形等多种方向，在膀胱颈部汇聚构成尿道内括约肌。当膀胱内部没有尿液时，膀胱内压约为零。当尿液充盈达到一定程度时，膀胱内压逐渐升高直至临界水平，膀胱逼尿肌节律性收缩，尿液被输送进入膀胱颈和后尿道而排出。女性尿道仅有排尿功能，长3～5cm。男性尿道有排尿和排精功能，长16～22cm，包括前列腺部、膜部、海绵体部。排尿反射是一种在脊髓水平即可完成的反射，但高位中枢可有意识地加强或抑制排尿反射。

二、泌尿系统疾病简介

常见的泌尿系统疾病包括原发性肾小球疾病（如急性肾小球肾炎和急进性肾小球肾炎），继发性肾小球疾病（如糖尿病肾病、狼疮性肾炎），急、慢性肾小管间质性肾炎，肾小管疾病（如肾性糖尿、肾性氨基酸尿、肾小管酸中毒），尿路感染，急、慢性肾盂肾炎，急、慢性膀胱炎，肾血管性高血压，高血压性小动脉性肾硬化，遗传性肾小球疾病（如Alport综合征、Fabry病、薄基底膜肾病、常染色体显性遗传多囊肾病），肾结石，急性肾损伤（如急性肾小管坏死）等。诊断肾脏疾病的基本线索包括血尿、蛋白尿、肾功能减退，因此常规体检中的尿液检查结果分析非常重要。

第二节　生殖系统及其疾病简介

尿石症

一、生殖系统简介

除了生育后代，生殖系统还负责形成及保持第二性征。男性和女性的生殖系统都由内生殖器和外生殖器两部分组成。

男性的内生殖器由生殖腺（睾丸）、输精管道（附睾、输精管、射精管、尿道）、附属腺（精囊、前列腺、尿道球腺）组成。睾丸呈微扁的椭圆体，位于阴囊内，左右各一，但并不完全对称，左侧略低于右侧。睾丸分泌男性激素和精子。精子会被暂时储存在附睾里。附睾是一个新月形的结构，紧贴在睾丸的上端和后缘，可以分泌附睾液，给精子提供营养，促进精子进一步成熟。附睾管一直延续到输精管，长约50cm，肌层发达。两侧输精管在盆部逐渐接近并膨大为输精管壶腹，末端变细后再与精囊的排泄管汇合成射精管。射精管很短，仅2cm左右，开口于尿道的前列腺部。精囊又称为精囊腺，可以分泌液体参与组成精液。前列腺的形状像前后略扁的栗子，位于膀胱和尿生殖膈之间，其分泌物是精液的主要成分。小儿的前列腺较小，性成熟期会迅速生长。尿道球腺是一对直径1.5cm左右的球形腺体，位于会阴深横肌内，排泄管开口于尿道球部，其分泌物也参与组成精液。精液呈乳白色，由输精管内部各腺体的分泌物组成，尤其是前列腺和精囊腺的分泌物。精液是弱碱性液体，内含精子。男性的外生殖器由阴囊和阴茎组成。阴囊是位于阴茎后下方的囊状结构，此处的皮肤薄而柔软，有明显的色素沉着。阴囊中隔把阴囊分为左右两腔，分别容纳左右睾丸、附睾、精索等。

阴茎为男性的性交器官，阴茎头有尿道外口，头后较细的部分为阴茎颈，阴茎根则深埋于阴囊和会阴部皮肤内，固定于耻骨下支和坐骨支。

女性的内生殖器包括生殖腺（卵巢）、输送管道（输卵管、子宫、阴道）、附属腺（前庭大腺）。卵巢是产生女性生殖细胞——卵子的器官，也是分泌女性激素的器官，左右各一，位于盆腔内。幼女的卵巢较小，性成熟后卵巢变重且表面出现瘢痕而凹凸不平。卵巢的功能是产生卵子、合成分泌雌激素和孕激素。卵巢在 50 岁后逐渐萎缩，女性的月经也会随之停止。卵子在卵巢产生之后，就会被输卵管输送入子宫。输卵管是左右各一的肌性管道，长 10～14cm。子宫是一个壁厚腔小的肌性器官，呈倒置梨形，位于盆骨中央，胎儿在子宫内发育。阴道是连接子宫和外生殖器的肌性管道，也是排出月经血和分娩胎儿的通道。前庭大腺其实并不大，位于前庭球后端的深面，其分泌物有润滑阴道的作用。女性的外生殖器就是女阴，包括阴阜、大阴唇、小阴唇、阴道前庭、阴蒂和前庭球。

乳房是人类和哺乳动物特有的结构。女性乳房在青春期后开始发育，形成女性第二性征。女性乳房受女性激素的调控，在妊娠期和哺乳期有分泌活动。男性乳房尽管不发达，但乳头位置恒定，可用于定位。

精子由精原细胞分化而成，经曲细精管被运送到附睾，在附睾中成熟并获得运动能力，再与附睾液、精囊腺液等混合成精液。温度和年龄对精子生成有显著影响。人的正常体温是 37℃，阴囊的温度约为 35℃，是精子生成的最佳温度。睾丸产生精子的能力在 45 岁以后逐渐减退，但到老年时睾丸仍有生精能力。如果温度升高、受辐射、吸烟、酗酒等，精子的生成量和活力就会下降，畸形率上升，可能导致不育。

青春期女性在下丘脑－垂体－性腺轴的调控下，原始卵泡开始发育，卵巢的结构和功能都发生改变，形成卵巢周期。每个周期 28～

30 天，分为卵泡期、排卵期、黄体期。卵泡期是原始卵泡发育成熟的过程。排卵是成熟卵泡破裂后，卵细胞、透明带等冲出卵泡排到腹腔的过程，排出的卵细胞进入输卵管。每个卵巢周期排出一两个优势卵泡，卵泡的中央是卵细胞。正常女性一生中平均排出约 400 个成熟的卵细胞。黄体期是排卵后黄体形成、分泌激素、萎缩的过程。在卵巢周期性分泌的雌激素或孕激素的作用下，子宫内膜周期性脱落出血，形成月经周期。月经周期分为月经期、增生期、分泌期。月经期对应卵泡期早期。子宫内膜脱落后开始修复增生，进入增生期，对应卵泡期晚期。排卵后子宫内膜进入分泌期，对应黄体期。女性自初潮起的 30 年左右，卵巢生殖功能和内分泌功能旺盛，随后卵巢开始衰退，雌激素分泌减少，月经逐渐不规律直至永久停止，称为绝经。我国女性的平均绝经年龄是 49.5 岁。从卵巢开始衰退到绝经后一年，被称为围绝经期，激素水平变化较大，患者出现潮热、盗汗、情绪不稳、失眠等绝经期综合征。

妊娠是指产生和孕育子代个体的过程，包括受精、着床、妊娠、胎儿发育及娩出，人类妊娠时间约为 280 天。受精是指精子和卵子形成受精卵。一次射精有 2 亿～5 亿个精子进入阴道，不到 200 个精子到达输卵管壶腹部，1～2 个与卵子相遇形成受精卵。受精卵形成后开始分裂增殖，并逐渐向宫腔移动，形成胚泡，附着并植入子宫内膜，这个过程需 6～7 天，称为着床。胚泡着床后开始妊娠，这有赖于垂体、卵巢和胎盘分泌的多种激素的协调配合。也是在这些激素的作用下，母体开始发生一系列变化，包括生殖系统和乳房变化、能量代谢改变等。在妊娠晚期，子宫平滑肌兴奋性增高，对缩宫素敏感性增高，宫颈变软，宫口开放，子宫体强烈节律性收缩，胎儿娩出。在婴儿出生 24 小时内，母体乳腺就开始分泌初乳。母乳不仅含有多种营养物质，还富含免疫球蛋白，能增强婴儿抵抗力。母乳是婴儿的最佳食品。

二、生殖系统疾病简介

生殖系统疾病主要是炎症、肿瘤、内分泌紊乱引起的疾病和妊娠相关疾病。男性常见生殖系统疾病包括前列腺炎、前列腺增生、前列腺癌、睾丸肿瘤、阴茎肿瘤等。女性常见生殖系统疾病包括慢性宫颈炎、宫颈鳞状上皮内病变、宫颈癌、子宫内膜异位症、子宫内膜增生症、子宫肿瘤、葡萄胎、侵袭性葡萄胎、绒毛膜癌、胎盘部位滋养细胞肿瘤、卵巢上皮性肿瘤、卵巢性索－间质肿瘤、卵巢生殖细胞肿瘤等。常见乳腺疾病包括乳腺增生性病变、导管内乳头状瘤、乳腺纤维腺瘤、乳腺癌、男性乳腺发育等。

第三节　肾病

一、肾病的症状及危害

肾病是一大类疾病，常常以某种临床综合征的形式出现，如急性肾损伤、肾炎综合征、肾病综合征、肾小管－间质疾病、肾血管性疾病、慢性肾脏病（chronic kidney disease）等。其他疾病也可以引起肾病，叫作继发性肾病综合征。糖尿病、系统性红斑狼疮、淀粉样变性、恶性肿瘤等，都会引起肾病。

肾病本身可引起蛋白尿、水肿、高血压等多种症状。正常尿液中蛋白质的含量是很少的，但肾受损后，患者会发现自己的尿液泡沫增多，这是由肾小管重吸收功能受损，尿液中出现过量蛋白导致的。肾功能受损后往往会引起水钠潴留，眼睑、脚踝等部位常出现水肿，长期卧床患者的骶尾部也很容易出现水肿。肾可以通过肾素－血管紧张素－醛固酮系统调节血压。因此肾在血压调节中发挥非常重要的作用，高血压是肾病的常见症状。肾衰竭会引起各系统并发症，出现多种症状，如尿量异常、排尿异常、疲倦乏力等，继发性肾病导致其他器官受损，患者会出现皮疹、关节疼痛、口腔溃疡等。

慢性肾脏病是一种由各种原因导致的肾结构和功能受损的进行性疾病。根据改善肾脏病全球预后组织的定义，肾结构或功能异常持续大于三个月，就是慢性肾脏病。随着我国代谢性疾病患病率的增加，糖尿病和高血压引起的慢性肾脏病越来越多。糖尿病肾病显著增加患者发生心血管疾病的风险。慢性肾脏病是 2 型糖尿病患者死亡率高的主要原因，且死亡率随着蛋白尿水平的增加而上升。糖尿病肾病是慢性肾脏病患者伤残调整寿命年的最大影响因素。慢性肾脏病起病隐匿，早期症状不明显，疾病知晓率低。随着病情进展，最后可能发展为终末期肾病，即肾衰竭。慢性肾脏病有多种并发症，如贫血、心脑血管疾病、矿物质和骨代谢异常、酸中毒、感染、高同型半胱氨酸血症等，危害极大。慢性肾脏病和心血管疾病相互影响，互相增加发病风险。慢性肾脏病患者的感染风险是正常人的 3～4 倍，多发呼吸道感染、泌尿道感染。高同型半胱氨酸血症是冠心病、脑卒中等心血管疾病的重要危险因素。慢性肾脏病也是脑血管疾病的重要危险因素，不仅会增加脑血管疾病如脑卒中的发病风险，还会加重脑血管疾病患者病情，使预后变差。

二、慢性肾脏病的流行病学特征

慢性肾脏病是当前继肿瘤、心脑血管疾病、糖尿病之后，严重威胁人类健康和生活质量的重大疾病，也是全球重要公共卫生问题之一。目前全世界有超过 5 亿慢性肾脏病患者，成年人患病率大约为 10%。到

2040年，预计慢性肾脏病会成为全球第五大死亡原因。我国慢性肾脏病的患病率为10%～13%，约有1.2亿慢性肾脏病患者，且病种和病情复杂，症状多种多样，治疗反应和临床结局的个体差异大。糖尿病和高血压是与慢性肾脏病相关的最常见的基础疾病。糖尿病患者中慢性肾脏病的患病率为30%～40%。慢性肾脏病多发于65岁以上人群，男性患病率高于女性，但女性患者发展为终末期肾病的风险更大。之前我国导致慢性肾脏病的主要因素是慢性肾小球肾炎，其次是糖尿病肾病，但目前糖尿病肾病已经是导致终末期肾病的主要原因，30%～50%的终末期肾病是由糖尿病肾病导致的。糖尿病肾病的患病率近年来显著增加，20%～40%的糖尿病患者会合并糖尿病肾病。慢性肾脏病患病率高，知晓率低，预后差，医疗费用高，危害极大。

三、肾病的病因和防治

慢性肾脏病的危险因素包括糖尿病、高血压、心血管疾病、吸烟、肥胖、肾病家族史、高龄、经常使用具有肾损害作用的药物等。为了预防慢性肾脏病，保持健康体重非常重要。超重/肥胖者发生慢性肾脏病的风险比体重正常者显著增加。体重正常的人，应加强锻炼维持体重。已经超重/肥胖的人，应通过健康生活方式减轻体重，或者咨询医生获取专业意见。吸烟会减少肾血流量，损伤肾，导致蛋白尿，因此一定要戒烟。此外，在生活中不要随意使用药物。我们可以在药店中买到非处方药，但是使用前一定要仔细阅读并遵从说明书。尤其是长期用药，更需要谨慎。长期使用非甾体抗炎药镇痛有可能会导致严重肾损伤。也有不少患者是因为长期服用保健品而发生急性肾损伤的。

不同的肾病患者对营养的需求不同。终末期肾病患者本身就处于食欲低下状态，透析又会导致少量营养物质的流失，酸中毒、胰岛素抵抗等又促进蛋白质分解、抑制蛋白质合成，因此普遍存在营养不良。部分慢性肾脏病患者也存在营养不良。因此，患者经口摄入饮食不足时，就需要采用口服营养补充剂等人工营养方式。

膜性肾病（membranous glomerulonephritis）指免疫复合物在肾小球基底膜沉积，伴有基底膜增厚。青霉胺、非甾体抗炎药等药物，乙肝或丙肝，自身免疫性疾病如系统性红斑狼疮等，肺癌、结肠癌、霍奇金淋巴瘤等，都可能引起膜性肾病。但总的来说，膜性肾病是特发性的。大约 1/4 的患者可以自发缓解，有的患者会发展为持续性非肾病性蛋白尿，有的患者则进展到持续性肾病综合征甚至终末期肾病。膜性肾病患者应注意食用清淡、易消化的饮食，禁止食用辛辣食物、动物内脏等高脂肪食物，主要控制水和盐的摄入，因此尤其不能食用盐分高、脂肪高的浓汤类食物。患者还要增加蛋白质的摄入，应避免劳累，戒烟，保持健康生活方式，不要增加肾脏负担。

膜性肾病的饮食建议见图 5.1。

· 建议吃
桃子
梨
苹果
鸡蛋、鸭蛋
牛奶
牛肉
胡萝卜
番茄
南瓜
香蕉
· 不能吃
辣椒
葱
海鲜
咖啡
动物内脏

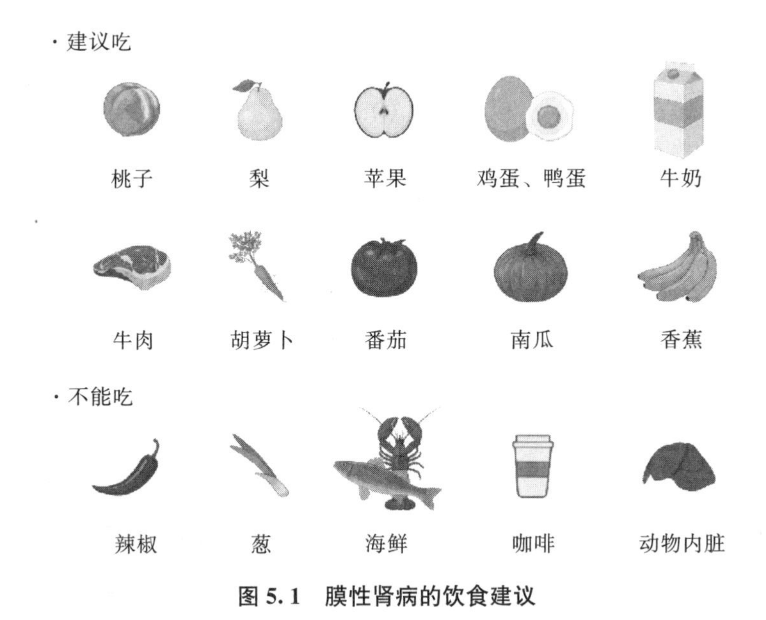

图 5.1　膜性肾病的饮食建议

糖尿病肾病是糖尿病的微血管并发症。糖尿病肾病患者应注意营养，尤其注意蛋白质和钠的摄入量。吸烟是糖尿病患者肾功能下降的危险因素，患者应戒烟，并且根据自身情况合理、适度运动，运动对糖尿病肾病患者非常重要，每周应至少进行150分钟与心肺功能相适应的运动。超重/肥胖会增加糖尿病肾病发生风险，因此患者应通过调整生活方式、药物治疗、代谢手术等方式管理好体重。糖尿病肾病的防治重在早期筛查、早期诊断、早期治疗。

第四节　泌尿系统结石

一、泌尿系统结石的症状及危害

泌尿系统结石按照部位可分为上尿路结石（肾结石、输尿管结石）和下尿路结石（膀胱结石、尿道结石）。肾结石是指发生在肾盏、肾盂及肾盂和输尿管连接部的结石，肾是形成泌尿系统结石的主要部位。输尿管结石几乎都来自肾脏。而且与其他部位的结石相比，肾结石更容易对肾脏造成直接损伤。肾结石是指晶体物质如钙、草酸盐、尿酸盐等从尿液中析出，沉积于肾脏。部分肾结石可能与有机物质结合。

绝大多数的肾结石都是含钙结石，因此，钙代谢异常是肾结石发生的重要原因。很多疾病都可能引起尿钙增多，如原发性甲状旁腺功能亢进、原发性高尿钙症、维生素D摄入过量、肾小管酸中毒等。根据晶体化学成分，结石可以分为草酸钙结石、尿酸结石、胱氨酸结石等。草酸钙结石是最常见的，原发性高草酸尿症和肠源性高草酸尿症都会导致尿草酸含量升高。原发性高尿酸血症会导致尿液中的尿酸含量升高，过饱和后就会形成尿酸盐结石。常染色体隐性遗传的胱氨酸尿症会导致胱氨酸结石。了解结石的成分对选择合适的预防和治疗方法很重要，因此自行排出结石后千万不要丢弃，应送去医院进行结石成分分析。

肾结石患者可能会出现腰部和上腹部间歇性阵发性或持续性疼痛，疼痛可出现于肋脊角、腰部、腹部。肾结石移行入输尿管时，若引起嵌顿，患者就会出现突发的肾绞痛，疼痛放射至下腹部、腹股沟、大腿内侧或会阴部，伴有血尿、尿量减少和胃肠道症状。血尿是结石损伤尿路上皮细胞导致的，疼痛明显时可见肉眼血尿，不明显时则多为镜下血尿。若并发感染，还可能出现白细胞尿。严重肾绞痛发作时，患者剧烈疼痛、脉搏细速、大汗淋漓、血压下降。

肾结石的并发症很多，如感染。患者可并发急性肾盂肾炎、肾周围炎、肾周脓肿，患者出现发热、畏寒、腰痛、尿路刺激等症状。肾结石还可并发泌尿系统梗阻，梗阻部位以上尿路积水。如果出现双侧输尿管结石梗阻或一侧输尿管结石梗阻引起对侧输尿管痉挛，患者会出现突发性无尿。肾结石合并尿路梗阻、严重感染时，可能引起肾功能损害。长期存在的肾结石可能对肾盏或肾盂上皮细胞造成损伤，局部出现溃疡、炎症甚至形成瘢痕。长期结石刺激可诱发鳞状上皮细胞化生，甚至可能引起鳞状上皮细胞癌。

老年人好发膀胱结石，出现尿频、尿痛、排尿困难。如果是尿道结石，患者可能会突发排尿不出或呈滴沥状，应立即就诊。

泌尿系统结石示意图见图 5.2。

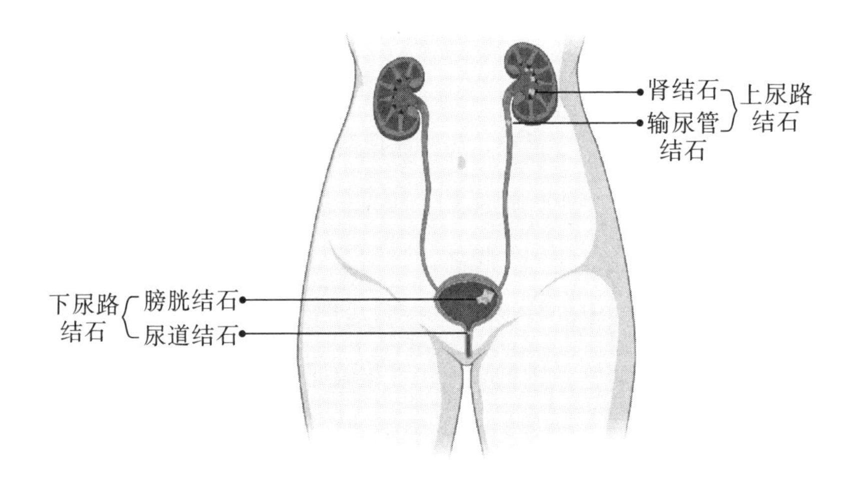

图 5.2　泌尿系统结石示意图

二、泌尿系统结石的流行病学特征

近年来，我国泌尿系统结石的发生率不断上升。男性泌尿系统结石的患病率约是女性的 5 倍，但是女性泌尿系统结石的发病率增幅超过男性，性别差异在逐渐缩小。

三、泌尿系统结石的病因和防治

肾结石的病因有很多。首先是遗传因素，有多个位点的等位基因与尿钙、尿草酸和尿枸橼酸排泄相关，可能与肾结石发生有关。此外，多种疾病导致尿液中钙盐、尿酸、草酸、胱氨酸的含量升高，超过溶解度后就会析出形成结晶，进而形成结石。正常人体内存在抑制结石形成的物质，如枸橼酸，可结合钙并降低尿钙浓度，抑制草酸钙结石形成。镁也能抑制草酸钙结石形成。当这些物质产生不足时，结石发生率增高。

当局部存在尿路梗阻时，尿流不畅导致小晶体容易附着在尿路上皮上，促进结石形成，也容易并发感染。如果泌尿系统局部有感染，细菌、受损的上皮细胞也可能形成结石核心，增加结石形成概率。因此，如果发生了这些疾病，要积极治疗，千万不要拖到病情加重、形成结石。

饮食饮水因素在结石形成中发挥重要作用。长期摄入高蛋白、高糖、高钠饮食会增加尿钙排泄，大量摄入富含草酸的食物如菠菜、芹菜、豆类等会增加尿草酸排泄，这些食物会增加泌尿系统结石发病率。饮水少会促进尿液浓缩，进一步增加尿中促进结石形成的化学成分的浓度，增加泌尿系统结石发病率。因此患者应多饮水，不仅可以稀释尿液，还可以促进输尿管蠕动。多饮水，饮水后 30 分钟多走动或跳跃，可促进较小的结石自行排出。如果能每天饮水达到尿量以上（2000～3000mL），可有效降低高危患者发生结石的概率。多吃富含膳食纤维的粗粮，多吃富含枸橼酸的水果如柑橘、青梅、苹果、山楂、柠檬等，对预防结石很有帮助。有的患者在夏天喜欢吃海鲜、烧烤，喝啤酒，会引起尿酸过高，再加上夏季天气炎热，出汗多、排尿少，极易诱发泌尿系统结石。

除了饮食饮水，是否肥胖以及是否饮酒、早餐是否规律、睡眠状况、焦虑程度等生活方式和精神心理因素也对泌尿系统结石的发病率有影响。肥胖患者的尿酸含量一般较高，这可能增加泌尿系统结石发病率。不吃早餐导致胆汁长期在胆囊累积而排出减少，消化系统功能易受损。早餐规律人群的泌尿系统结石患病率显著低于偶尔吃早餐或不吃早餐人群。长期的精神压力不仅会损害心理健康，也会影响代谢稳态和免疫力，不仅会增加泌尿系统结石的发病率，也会增加其他多种疾病的发病率。

第五节　良性前列腺增生

一、良性前列腺增生的症状及危害

良性前列腺增生（benign prostatic hyperplasia）是中老年男性常见的慢性病。患者的前列腺间质和腺体成分增生，导致前列腺体积增大，膀胱出口梗阻，后尿道受压变形、狭窄，尿道阻力增加，膀胱高压。常见症状包括尿频、尿急、尿失禁、夜尿增多、排尿踌躇、排尿困难、排尿间断、排尿不尽感、尿后滴沥等。患者还可能出现勃起功能障碍。

正常前列腺和良性前列腺增生见图 5.3。

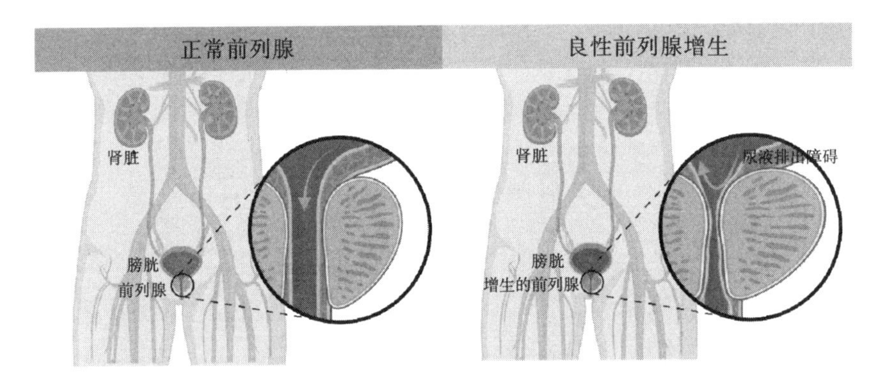

图 5.3　正常前列腺和良性前列腺增生

二、良性前列腺增生的流行病学特征

良性前列腺增生是典型的老年病，好发于 40 岁以上男性，发病率随着年龄增加而上升，51～60 岁的发病率约为 20%，61～70 岁的发病率约为 50%，81 岁以上的发病率约为 83%。2010 年全球患者超过

2.1亿。我国40~49岁、50~59岁、60~69岁、70~79岁、80岁以上男性良性前列腺增生的发病率分别约为2.9%、29.0%、44.7%、58.1%、69.2%。此外，其患病率的地理分布也有差异，中南部和西南部患病率最低，西北部最高。

三、良性前列腺增生的病因和防治

良性前列腺增生的危险因素较多。首先是年龄，其次是性激素。以前人们认为睾丸分泌睾酮，睾酮再被转化为双氢睾酮，双氢睾酮促进前列腺细胞增殖，诱发良性前列腺增生。现在这种看法发生了改变。男性在衰老之后，雄激素水平下降而雌激素水平上升，雌激素/雄激素比值上升，尤其是在前列腺局部非常高。雌激素/雄激素比值失调被认为在良性前列腺增生中发挥更重要的作用，有的学者认为雌激素比雄激素的作用更大。

代谢综合征是一组以肥胖、胰岛素抵抗、血脂异常等为特征的疾病。代谢综合征患者的前列腺生长速率更快，合并三种代谢综合征症状的患者发生良性前列腺增生的风险上升80%。肥胖是良性前列腺增生的独立危险因素，尤其是腹型肥胖，即男性腰围大于或等于85cm，女性腰围大于或等于80cm。炎症是比较明确的良性前列腺增生的危险因素，慢性前列腺炎会逐渐导致良性前列腺增生，影响预后。缺乏运动是潜在的危险因素，而且缺乏运动可以和肥胖协同，诱发胰岛素抵抗，增加良性前列腺增生发病风险。此外，久坐和精神压力也会增加良性前列腺增生的发病风险。加强锻炼，拒绝久坐，保持心理健康，是很好的预防方法。

早期良性前列腺增生患者可定期检查，结合健康教育，改善生活方式。如果症状加重，可以采用针对性药物治疗延缓疾病进展。部分患者病情进展严重，或药物治疗效果不佳，可能需要外科手术治疗，包括经典/改良的外科手术治疗、经尿道前列腺激光切除/汽化/剜除手术、经尿道双极等离子前列腺剜除手术等。

第六节 淋病

一、淋病的症状及危害

淋病是一种古老的由淋病奈瑟菌引起的性传播疾病。淋病奈瑟菌也称淋球菌，是厌氧革兰阴性菌，无芽孢，无鞭毛。淋球菌最适宜的生长环境是潮湿、温暖、偏碱性的环境。30℃以下或38℃以上均不能存活，因此一般加热消毒就可以杀灭，75%酒精30秒即可杀灭。淋球菌的天然宿主只有人，对其他动物都不致病。

淋病的传播途径主要是性接触，接触淋病患者使用过的衣服、被褥等间接感染导致的淋病很少见，新生儿可通过淋病母亲产道被传染，幼女可能通过与淋病母亲接触被传染。

少部分患者在感染后不出现任何临床症状，称为无症状感染者。男性淋病患者可能出现急性尿道炎的症状，尿道口红肿、发炎，尿频、尿急、尿痛，排尿烧灼感，局部有脓性分泌物。有的患者有全身性症状，如发热、倦怠、无力、食欲减退等。如果没有及时治疗，感染会向上蔓延引起淋菌性前列腺炎或淋菌性精囊炎，患者表现为前列腺部位疼痛、尿液浑浊、早泄、遗精、血精等。患者还可能有淋菌性附睾炎、睾丸炎以及淋菌性尿道狭窄等，甚至出现输精管狭窄或梗塞而导致不育。女性患者易出现尿频、尿急、尿痛、尿血、排尿烧灼感等，尿道口红肿。如果感染向上蔓延引起淋菌性宫颈炎，患者会出现白带增多、阴道口脓性分泌物、外阴瘙痒、发热、腹痛等。患者还可能出现淋菌性盆腔炎、淋菌性输卵管炎、淋菌性子宫内膜炎等。

淋球菌可以感染的部位不止泌尿生殖系统，还可感染其他部位，如关节部位、眼部、咽部、肛门直肠部位等。

淋球菌常见感染部位见图 5.4。

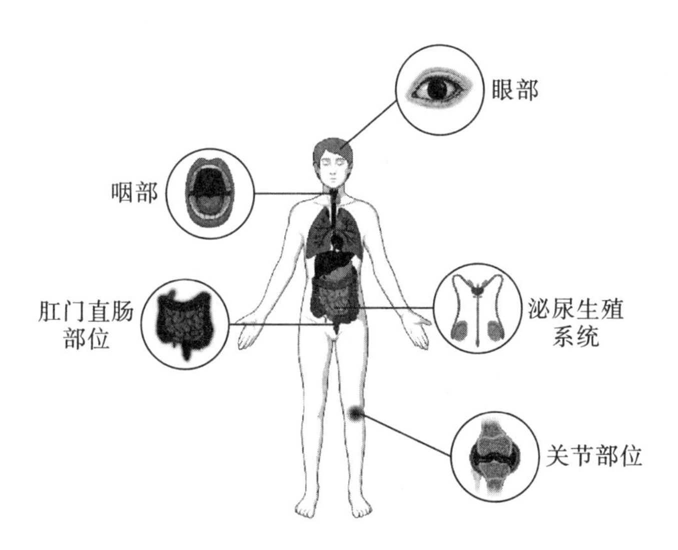

图 5.4　淋球菌常见感染部位

二、淋病的流行病学特征

淋病在世界范围内广泛流行，全球淋病发病率在细菌性性传播疾病中名列第二。国家疾病预防控制中心会定期公布全国法定传染病疫情概况，2023 年 1 月全国报告淋病 4762 例，2 月全国报告淋病 6589 例。2005 年淋病报告的发病热点是浙江省和上海市，2020 年则变为湖南省、广东省、广西壮族自治区、海南省、福建省、江西省。就广西壮族自治区的情况来看，淋病报告发病率由 2010 年的 15.91/10 万下降到 2015

年的 9.06/10 万，随后又波动上升，2021 年的发病率是 15.91/10 万。男女性别比由 2010 年的 1.63∶1，上升至 2017 年的 2.88∶1，又下降至 2021 年的 2.67∶1。尤其值得注意的是，15～24 岁人群报告发病率显著上升，应加强淋病防控。

三、淋病的病因和防治

淋病是一种性传播疾病。常见的性传播疾病除了淋病，还包括梅毒、生殖道沙眼衣原体感染、生殖器疱疹、尖锐湿疣、人乳头瘤病毒感染等。性病的防治策略和其他传染病类似，应控制传染源、切断传播途径、保护易感人群。我国在 20 世纪 80 年代建立了全国淋球菌耐药监测体系，对淋球菌耐药状况和趋势进行监测，并提出针对淋球菌耐药的 ROAD－MAP 计划，研究淋球菌耐药的发生发展，制定相应的防治策略。预防淋病应加强健康教育，提倡洁身自好，坚决拒绝不洁行为。在公共浴池尽量淋浴，不使用他人的毛巾、被褥、浴盆等物品。淋病患者使用过的衣服、被褥、毛巾等物品应及时消毒。触摸患处后应清洗、消毒手部，不要用被污染的手部接触身体其他部位。

参考文献

[1] 丁文龙，王海杰. 系统解剖学［M］. 3 版. 北京：人民卫生出版社，2015.

[2] 王庭槐. 生理学［M］. 9 版. 北京：人民卫生出版社，2018.

[3] 王建枝，钱睿哲. 病理生理学［M］. 3 版. 北京：人民卫生出版社，2015.

[4] 王辰，王建安. 内科学［M］. 3 版. 北京：人民卫生出版社，2015.

[5] 杨一歌，李鹤，张秀立，等. 慢性肾脏病及相关并发症治疗药物研究进展［J］. 药学学报，2022，57（9）：2682－2695.

[6] 梁丽，朱俊龙，文超婷，等. 肾病患者营养素推荐之中外指南及专家共识对比

[J]. 现代食品科技，2023，39 (5)：386－400.

[7] 上海慢性肾脏病早发现及规范化诊治与示范项目专家组，高翔，梅长林. 慢性肾脏病筛查诊断及防治指南 [J]. 中国实用内科杂志，2017，37 (1)：28－34.

[8] 郭禹封，郭亚明，楚甜甜，等. 多种生活因素对肾结石发病的流行病学调查 [J/OL]. 现代医学与健康研究电子杂志，2018，2 (1)：135－137.

[9] 李洪梅，朱海清. 中国糖尿病肾脏病防治指南（2021 年版）解读 [J]. 中国医刊，2022，57 (2)：133－138.

[10] 王忠，商学军，邓春华. 良性前列腺增生诊疗及健康管理指南 [J]. 中华男科学杂志，2022，28 (4)：356－365.

[11] 谢金波，彭波. 良性前列腺增生的流行病学特征及危险因素研究进展 [J]. 同济大学学报（医学版），2021，42 (4)：568－573.

[12] 2023 年 1 月全国法定传染病疫情概况 [J]. 中国病毒病杂志，2023，13 (3)：225.

[13] 2023 年 2 月全国法定传染病疫情概况 [J]. 中国病毒病杂志，2023，13 (3)：232.

[14] 胡冠豪，许凤妮，王砚蕾，等. 2010—2021 年广西淋病流行特征与趋势分析 [J]. 中国艾滋病性病，2023，29 (2)：214－217.

[15] 陈祥生，姜婷婷. 我国性传播疾病的流行与防治 [J]. 皮肤科学通报，2021，38 (1)：1－7，105.

[16] 陈绍椿，张瑾，王千秋，等. 耐药淋球菌的流行、防治与展望 [J]. 皮肤科学通报，2021，38 (1)：35－42.

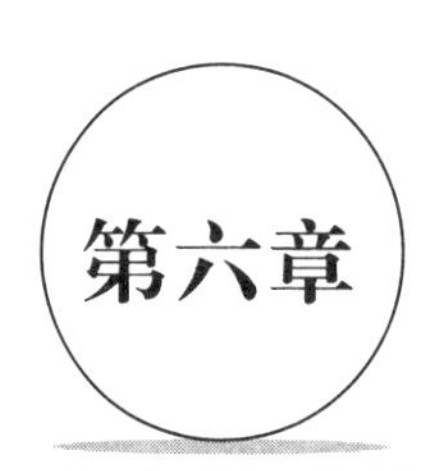

心血管系统疾病：心血管与机体的“爱恨情仇”

【知识目标】了解高血压的发病机制和危害，熟悉高血压的危险因素、病理机制、常见症状和防治措施。

【能力目标】能在日常生活中预防高血压和冠心病。

【育人目标】培养学生关注健康、相信科学的态度。

第一节　心血管系统及其疾病简介

心血管系统
疾病概述

一、心血管系统简介

心血管系统主要包括心脏、动脉、毛细血管和静脉。心脏是心血管系统的“动力泵”，也是连接动静脉的枢纽。心脏是一个位于胸腔内的中空性的肌性纤维性器官，被心包包裹。心脏被房室隔和室间隔分为左心房、左心室、右心房、右心室。血液在心血管系统中沿固定的方向循环不息，血液从左心室被泵入体循环，经主动脉及其分支到达全身毛细血管，与周边组织细胞进行气体和物质交换，把氧气和营养成分输送到全身组织细胞，再把组织细胞代谢产生的二氧化碳和代谢废物带走，由动脉血变成静脉血。静脉血经过各级静脉，最后汇入上下腔静脉，返回右心房。血液由右心房进入右心室，再被泵入肺动脉干，经过各级分支到达肺泡毛细血管，在肺泡进行气体交换，释放出二氧化碳，带走氧气，由静脉血变成动脉血，再回到左心房，这部分循环叫肺循环。在房室口和动脉口有瓣膜发挥阀门作用，顺流而开，逆流而闭，血液只能按照固定的方向流动，绝对不可以倒流。

心脏本身的循环称为冠状循环，心脏本身的血液供应来自左右冠状动脉。心脏不停地搏动，需氧量巨大，冠状动脉血流总量占心排血量的4%～5%（心脏的重量仅占体重的0.5%）。当人体剧烈运动或情绪激动时，心肌活动增强，冠状动脉进一步扩张以增加血氧供应。冠状动脉扩张到最大程度时，血流量可以增加到安静时的5倍左右。左冠状动脉起于主动脉左窦，很快分为前室间支和左旋支。右冠状动脉起于主动脉右窦，绕行至冠状沟内，再分为后室间支和右旋支。冠状动脉在心膈面的分布变异较大，有的人是右优势型，即右冠状动脉分布范围占优势，有的是左优势型，即左冠状动脉占优势，有的是均衡型。冠状动脉的主干和大分支行走于心脏表面，其小分支垂直地插入心肌至心内膜下。这种分布方式使心脏在收缩的时候冠状动脉小分支容易受到压迫，因此，心肌的节律性收缩和扩张使冠状动脉血流量呈周期性变化。左心室舒张期是冠状动脉主要的供血时期。心室舒张期延长，冠状动脉血流量增加，心率加快。舒张期缩短，冠状动脉血流量减少。冠状动脉血流量受神经体液等多种因素影响，最主要的影响因素是心肌代谢水平。心肌的毛细血管非常丰富，每平方毫米面积心肌横截面上约有2500条毛细血管。冠状动脉同一分支的近端和远端之间、不同分支之间有侧支，平时非常细小，血流量很少，但当冠状动脉缓慢阻塞时，侧支可在几周内迅速扩张，血流量显著增加，形成有效的侧支循环。

动脉和静脉都属于脉管系统，形似管子。动脉把血液从心脏输送到全身各器官，而静脉则把血液运回心脏。静脉与动脉相比，数量更多，管径更大，管壁更薄，管壁的弹性更小，在身体中一般更表浅。静脉在体内主要发挥血液储存库的作用。动脉一般较为深在，但有些重要动脉在体表有投影，因此可以用于压迫止血。比如锁骨下动脉，如果从锁骨中点向下压，就能把锁骨下动脉压在第1肋上达到止血的目的，止血范围可包括整个上肢。静脉里则有成对的静脉瓣，保证血液向心流动，防止血液倒流。位于皮下浅筋膜内的静脉叫皮下静脉，当其扩张时，在皮肤表面能看到蓝色的静脉轮廓。手背的皮下静脉可用来注射、输液等，其他部位的皮下静脉可用来输血、取血、插入导管等。动脉和静脉管壁由内向外依次是内膜、中膜、外膜。内膜由内皮细胞和内皮下层组成，中膜由弹性纤维、胶原纤维和血管平滑肌组成，外膜由疏松结缔组织组成。我们不能简单地将血管看成运输血液的管道。事实上，血管内皮细胞和平滑肌细胞还具有内分泌功能，可以合成和释放多种具有舒张或收缩血管功能的物质。

舒血管物质中最著名的就是一氧化氮（NO）。一氧化氮是由L-精氨酸和氧气在一氧化氮合酶的催化下合成的气体分子，具有高度脂溶性，合成后扩散至血管平滑肌细胞，降低胞内钙离子浓度，引起血管舒张。20世纪90年代以前，人们一直认为一氧化氮就是汽车尾气中的一种成分，是一种空气污染物。1978年，纽约州立大学科学家罗伯特·弗奇戈特（Robert Furchgott）在实验中发现，兔子的主动脉内皮层被磨掉后，对药物的反应就消失了，说明药物对血管的反应依赖于血管内皮细胞层。随后，他设计了一个精巧的实验：将一段兔子动脉除去内皮，与另一段同样大小没有除去内皮的动脉叠放，内表面与内表面紧挨在一起，形成一个“三明治”式的实验材料。再加入药物，单独除去内膜的动脉不会松弛，而“三明治”式的实验材料发生松弛。证明内皮细胞产生了信号分子，使血管松弛。这一研究结果于1980年发表在著名的《自然》（*Nature*）杂志上。那么这种神秘的内皮细胞松弛因子究竟是什么呢？弗吉尼亚大学科学家弗里德·穆拉德（Ferid Murad）通过观察牛的动脉血管，发现硝酸甘油通过代谢转化为一氧化氮后才能扩张血管，于是提出假说——一氧化氮就是血管舒张的信使分子。图兰大学路易斯·伊格纳罗（Louis Ignarro）利用光谱分析技术，证实了一氧化氮就是内皮细胞松弛因子。1992年，《科学》（*Science*）杂志将一氧化氮评为年度明星分子，并对一氧化氮的发现及其生物学给予高度评价。1998年，这三位科学家共同获得了诺贝尔生理学或医学奖。除了一氧化氮，其他的舒血管因子还有内皮超极化因子、利尿钠肽、肾上腺髓质肽等。血管内皮细胞释放的最强的缩血管因子是内皮素。

血管具有可扩张性，即血管跨壁压改变时，血管容积可发生相应改变。我们可以用血管的顺应性来表示单位跨壁压改变时引起的血管容积变化量。由于结构不同，静脉的可扩张性明显高于动脉，顺应性一般来说更高，在跨壁压低时通过改变横截面性状（从椭圆形变为圆形）大幅增加血管容积，发挥容量血管的作用。人衰老之后，血管壁的弹性下降，尤其是动脉的顺应性降低。血管内流动的血液对单位面积血管壁的侧压力，称作血压（blood pressure）。心血管系统内充足的血液充盈是形成动脉血压的前提条件，左心室收缩向主动脉内射血为形成动脉血压提供能量，各级小动脉和微动脉对血流的外周阻力是影响动脉血压的重要因素。左心室收缩时，主动脉压力急剧升高，心室收缩中期动脉血压的最高值称作收缩压。心室舒张末期动脉血压的最低值称作舒张压。我国健康成年人在安静时的收缩压一般为100～120mmHg，舒张压在60～

80mmHg。正常成年人的血压呈现明显的昼夜节律性，凌晨 2 点到 3 点血压最低，上午 6 点到 10 点和下午 4 点到 8 点各有一个高峰，随后缓慢下降。因此测血压应选择这两个高峰时段。老年人的血压调节能力减弱，这种昼夜节律性更显著。高血压患者的血压昼夜波动幅度比健康人大，病史变长后血管平滑肌增生影响顺应性，这种波动逐渐减弱甚至消失。

二、心血管系统疾病简介

心血管系统疾病包括心脏疾病和血管疾病：冠状动脉硬化性心脏病；高血压；动脉瘤；风湿性心脏病；感染性心内膜炎；心瓣膜病，如二尖瓣狭窄、二尖瓣关闭不全、二尖瓣脱垂、主动脉瓣关闭不全、多瓣膜病；心肌病，如扩张性心肌病、肥厚性心肌病、限制性心肌病、特异性心肌病；心肌炎，如病毒性心肌炎、细菌性心肌炎、孤立性心肌炎，心包炎如急、慢性心包炎；先天性心脏病，如房间隔缺损、室间隔缺损、动脉导管开放、主动脉狭窄、大动脉移位等。

根据 2020 年中华医学会心血管病学分会颁布的《中国心血管病一级预防指南》，动脉粥样硬化性心血管疾病（arteriosclerotic cardiovascular disease，ASCVD）是当前威胁全球生命健康的重大公共卫生问题。心血管疾病的发生发展受到多种危险因素的影响，因此加强以生活方式干预和危险因素防控为核心的心血管疾病一级预防至关重要。糖尿病（年龄≥40 岁）、低密度脂蛋白胆固醇过高（≥4.9mmol/L）或总胆固醇过高（≥7.2mmol/L）、慢性肾脏病 3/4 期的患者属于心血管疾病高危个体，需要积极干预，既要有生活方式干预，也要有药物干预。以“合理膳食和身体活动”为中心的健康生活方式是预防心血管疾病最重要的举措，也是药物干预无法替代的。

第二节　冠心病

一、冠心病的症状及危害

冠状动脉性心脏病（coronary heart disease）简称冠心病，也称缺血性心脏病或冠状动脉疾病（coronary artery disease），是由多种原因引起的冠状动脉病变，进而导致心肌缺血、缺氧性心脏病。引起冠心病的因素很多，最主要的一类是冠状动脉粥样硬化，因此冠心病常用来指代冠状动脉粥样硬化性心脏病。另外，冠状动脉先天性畸形，风湿、梅毒等引起的炎症，冠状动脉栓塞、痉挛，结缔组织病，创伤等都可能引起冠心病。

冠状动脉为心脏供血，如果冠状动脉阻塞、痉挛甚至梗死，受影响的心肌就会缺血、缺氧。根据发病情况，冠心病被分为稳定型冠心病和急性冠状动脉综合征。后者又可分为 ST 段抬高型心肌梗死、非 ST 段抬高型心肌梗死、不稳定型心绞痛。冠心病最典型的症状是心肌缺血，患者出现胸痛和胸骨后不适感。一过性的紧急缺血出现心绞痛，患者感到胸骨后疼痛。劳累、运动、情绪激动时因为心肌需氧量增加，可诱发心肌缺血。休息后，心肌需氧量下降，心肌缺血缓解，疼痛也缓解。胸痛可能放射至背部、上臂，有的患者会出现恶心、呕吐，误以为是胃部疾病而延误治疗。有的患者还会有全身乏力、呼吸困难等症状，且烦躁不安、焦虑、恐惧。如果是严重而持续的心肌缺血，就会导致心肌梗死。长期心肌缺血会导致心肌纤维化，进而造成心脏肥大、扩张，出现心力衰竭、心律失常。严重的室性心律失常可能引起猝死。

老年冠心病患者的情况较为特殊，一般合并高血压、糖尿病、高血脂、肺部疾病等，吸烟、缺少运动的情况也更严重，这些都与不良预后相关。糖尿病患者发生急性冠状动脉综合征时，可能不出现胸痛，而直接表现为心力衰竭。老年冠心病患者还可能出现心源性休克、室性心律失常、房颤、房室传导阻滞、右心室梗死等并发症。

二、冠心病的流行病学特征

在西方国家，冠心病死亡人数约占总死亡人数的三分之一。由于对危险因素的干预和二级预防的开展，冠心病死亡率在 1968 年后开始下降，但截至目前，冠心病仍然是世界上最常见的死亡原因，引起死亡人数超过所有肿瘤的总和。冠心病好发于 40 岁以上者，随着年龄增加，发病和死亡风险都会增加。冠心病有明显的性别差异，好发于男性，女性在绝经前的发病率远低于男性，但在绝经后发病率逐渐上升。男性冠心病患者的死亡率约为女性的 2 倍。1998—2008 年，我国男性冠心病发病率增加了 26%，女性则增加了 19%。根据《2021 年中国卫生健康统计年鉴》，2020 年我国 65 岁以上城市人群冠心病死亡率为 184.17/10 万，农村人群冠心病死亡率为 216.31/10 万。

三、冠心病的病因和防治

冠状动脉粥样硬化是导致冠心病的最主要原因。动脉粥样硬化是一种发病率很高的慢性病，血液中的低密度脂蛋白等可损伤血管，血管平滑肌细胞、巨噬细胞、T 淋巴细胞聚集，进而胶原、弹力纤维、蛋白多糖等结缔组织增生，以游离胆固醇和胆固醇结晶为主的脂质积聚，形成粥样硬化斑块。斑块的成分决定其稳定性以及是否容易导致急性缺血事件。斑块沉积在冠状动脉壁上，就会导致冠状动脉狭窄。

冠状动脉狭窄见图 6.1。

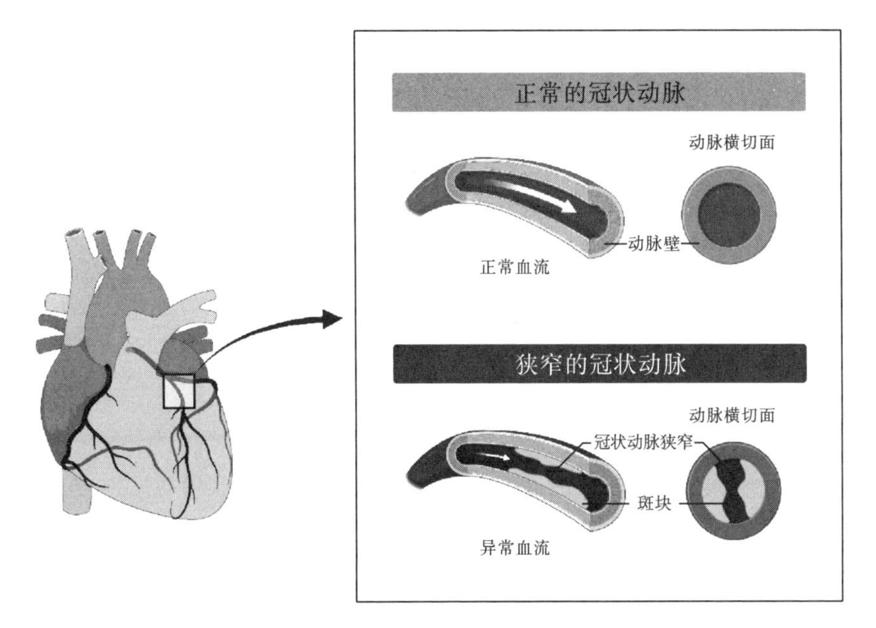

图 6.1　冠状动脉狭窄

冠心病的病因尚不完全清楚，其危险因素很多，比如血脂异常。血液中的脂质主要是总胆固醇和甘油三酯。血液循环中的脂蛋白包括乳糜微粒、极低密度脂蛋白、低密度脂蛋白、中等密度脂蛋白和高密度脂蛋白，它们的作用和危险程度不同。比如，低密度脂蛋白能导致粥样硬化，但高密度脂蛋白却能保护心脏。血液中的脂质或脂蛋白的成分浓度异常，叫作血脂异常，既可能由遗传因素导致，也可能由环境因素导致。高血脂可以增加多种疾病如冠心病、脑血管疾病等的发病风险。高血压是心脑血管事件的独立危险因素，高血压还可促进胰岛素抵抗，进一步增加冠心病的发病风险。糖尿病会增加冠心病的死亡风险，使粥样硬化出现得更早且危险更大，糖尿病引起的冠心病、脑血管疾病和周围血管疾病造成了巨大的危害。吸烟增加冠心病的死亡率和致残率。平均每天吸烟 10 支，男性心血管疾病死亡率增加 18%、女性增加 31%。家族史也是很重要的一个因素，冠心病患者的亲属患冠心病的风险更大。久坐和体力活动减少，会增加冠心病的发病率和死亡率。此外，肥胖（尤其是腹型肥胖）、不良饮食方式（高热量、高动物脂肪、高胆固醇、高糖）、微量元素（如铬、锌、锰、钒、硒）摄入减少、凝血因子增高、同型半胱氨酸增高、高尿酸血症、高纤维蛋白原血症等，都是冠心病的危险因素。性格对疾病的贡献也不容忽视，A 型性格，即进取心强、性情急躁、爱好竞争，也可能会增加冠心病的发病风险。

冠心病属于慢性病，良好的自我管理有利于控制疾病进展，提高患者生存质量，改善预后。因此应大力加强健康教育。健康教育可以增加患者对疾病的了解，使其主动采用健康生活方式，提高患者的治疗依从性。因此应尽早开展健康教育，如果患者家属能主动参与健康教育，效果会更好。健康教育的内容包括冠心病相关理论知识、危险因素、生活方式指导、心理教育等。

第三节　高血压

一、高血压的症状及危害

高血压是一种遗传因素和环境因素共同作用导致的心血管综合征，是心血管疾病最主要的危险因素。高血压是以体循环动脉压增高为主要特征，伴有心、脑、肾等靶器官损害的全身性疾病。高血压可分为原发性高血压和继发性高血压。原发性高血压无明确原因，一般认为是遗传因素和环境因素相互作用的结果，高血压患者中 90%～95%属于原发性高血压。继发性高血压是指继发于其他疾病的高血压，原发性醛固酮增多症、库欣综合征、主动脉狭窄、甲状腺功能异常等都可以引发高血压。继发性高血压的范围尚存争议，比如 2003 年，睡眠呼吸暂停综合征被列入继发性高血压疾病谱。随着临床使用药物的种类和数量增多，药物相关性高血压发病率增加。全基因研究已经发现超过 65 个基因位点突变会导致遗传性高血压。

高血压的诊断标准不会一成不变，而是随着流行病学调查结果和最新循证医学证据更新。近年来，国际和国内高血压指南对诊断标准进行了调整，呈现标准下调趋势。2003 年美国高血压预防、监测、评估和治疗委员会发布的第 7 份报告将收缩压 120～139mmHg 和（或）舒张压 80～89mmHg 确定为高血压前期（pre－hypertension）。《国际高血压学会 2020 国际高血压实践指南》确定的高血压诊断标准为大于或等于 140/90mmHg。根据《中国高血压临床实践指南》（2022 版），我国提高了老年高血压患者的降压目标，65～79 岁高血压患者的血压控制目标调整为小于 130/80mmHg。该指南还将非高危患者的药物干预时机提前。2023 年欧洲高血压学会公布了高血压指南，提出降压的目的不只是降低血压，还包括改善临床结局，尤其是心血管结局。高血压的定义仍然是诊室血压大于或等于 140/90mmHg。但即使未达到高血压诊断标准，诊室血压大于或等于 115/75mmHg 后，血压就与心血管疾病/肾脏疾病的发病率和死亡率线性相关。收缩压小于 140mmHg，但舒张压大于或等于 90mmHg，被定义为单纯舒张期高血压。该指南强调，无袖带血压设备不用于高血压的诊断或管理。

老年人除了高血压，一般还有心脑血管疾病合并症，使用的药物也比较多，所以老年高血压患者的防治策略有其特殊性。根据《中国老年高血压管理指南 2023》的规定，年龄大于或等于 65 岁、未使用降压药的情况下，收缩压大于或等于 140mmHg 和（或）舒张压大于或等于

90mmHg，就可诊断为老年高血压。曾被明确诊断为高血压且正在服用降压药者，即使血压小于 140/90mmHg，也属于老年高血压。老年人的动脉弹性降低，变得更加僵硬，压力感受器反射敏感度下降，肾功能下降。老年高血压具有以下特点：以收缩压升高为主，脉压增大，收缩压升高对心、脑等靶器官的损害更严重，因此老年高血压治疗时也更强调收缩压达标。老年人的血压调节能力减弱，血液波动更大，在变换体位、进餐、情绪波动、季节更替的时候容易发生血压波动。因此，很多老年患者的血压昼夜节律异常。有的患者出现直立性低血压、直立性高血压、卧位高血压合并直立性低血压。还有的患者出现餐后低血压。这些血压波动可能造成患者晕厥、跌倒，甚至出现严重心血管事件。老年人一般患有多种疾病，难免多重用药，多重用药的不良反应发生率本来就比较高，老年高血压患者的多重用药不良反应发生率更高。老年高血压患者钙化性瓣膜病发生率增高。需要注意避免过度降压影响重要器官血液供应。老年本身就是一种危险因素，老年高血压患者应被视为心血管疾病的中危人群。高血压是导致冠心病、脑卒中等心血管疾病死亡的主要原因之一。

高血压会引起多种靶器官的损害。甚至在高血压患者还未出现相关症状时，靶器官已经开始受到损害。当血压升高时，外周阻力增高，心室压力负荷加重，长期大负荷工作容易使左心室肥厚，甚至诱发心力衰竭。长期的高血压会使血管壁内皮细胞受损，容易形成血栓和动脉粥样硬化，造成缺血性疾病如冠心病、心绞痛等。如果是脑部血管粥样硬化，局部缺血、缺氧，容易发展为脑梗死，硬化的血管破裂则会造成脑出血。长期的高血压会损害肾小球，引起肾动脉硬化，导致肾功能减退，可能进展为肾衰竭。长期高血压会导致眼底视网膜动脉痉挛，动脉管径狭窄，视网膜出现渗出、水肿等，容易出现黄斑变性甚至失明。

二、高血压的流行病学特征

根据《中国居民营养与慢性病状况报告（2020年）》，我国成年居民中高血压患病率为27.5％，18～44岁、45～59岁和60岁以上人群的高血压患病率分别为13.3％、37.8％、59.2％。目前全国高血压患病人数约为2.45亿。根据《中国高血压临床实践指南》（2022版），按照收缩压和（或）舒张压大于或等于140/90mmHg的标准，2012—2015年我国成年人高血压粗患病率为27.9％。我国高血压知晓率、治疗率和控制率分别为51.6％、45.8％和16.8％，总体来说仍然较低。高血压是我国目前的重要公共卫生问题。

三、高血压的病因和防治

高血压的危险因素很多，分为可控的危险因素和不可控的危险因素两类。遗传因素、年龄、性别是不可控的危险因素。糖耐量受损及糖尿病、高盐饮食、吸烟、酗酒、肥胖、缺乏运动是可控的危险因素。睡眠呼吸暂停综合征是引起继发性高血压的常见原因，而且近年来发病率上升很快，因此应重视睡眠呼吸暂停综合征，积极治疗。糖尿病已经被列为影响心血管疾病发病风险的独立疾病，应积极治疗。

高血压的危险因素见图6.2。

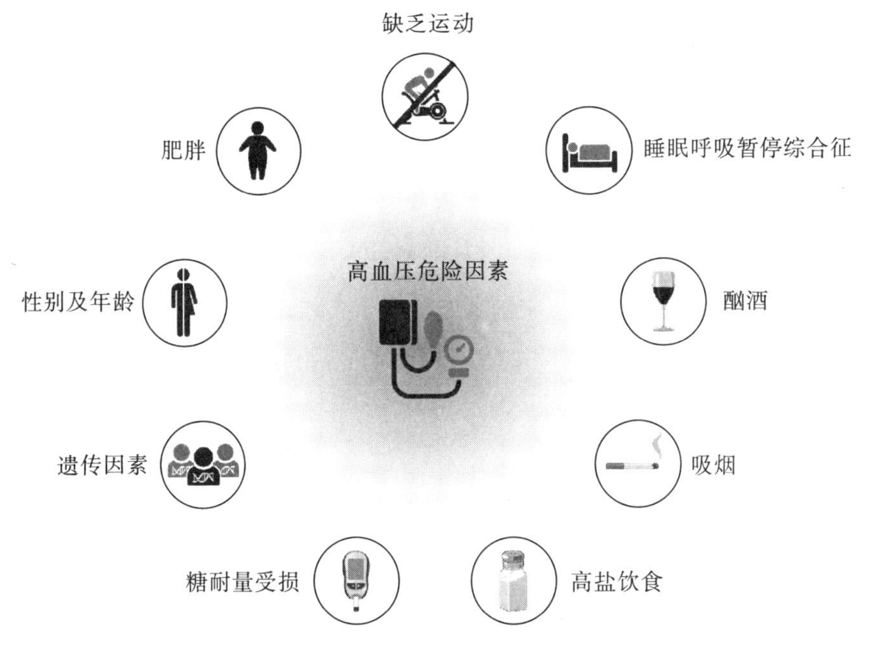

图 6.2　高血压的危险因素

健康的生活方式是控制血压的基本措施。应鼓励高血压患者采取健康生活方式。首要的是健康饮食，减少钠的摄入。日常生活中不仅要注意食用盐限量，酱油、味精的钠含量也很高，也要限制摄入。推荐我国高血压患者使用低钠盐替代普通食盐，将钠的摄入量控制在 2000mg/d 以下。鼓励患者多吃蔬菜、水果、鱼类、豆制品、脱脂奶等富含蛋白质、钾、钙、膳食纤维和多不饱和脂肪酸的食物。戒烟非常重要，使用戒烟药物减少戒断症状可增加戒烟成功率，但不要使用电子烟。戒酒或者限酒可以显著降低血压。坚持合理运动，不仅有助于维持理想体重，还可以增加肌肉力量，对高血压、痴呆等多种疾病的防治都有好处。老年患者应以中等强度有氧运动为主，如慢跑、游泳、骑车、健步走、乒乓球、健身操等，结合抗阻运动、平衡训练、呼吸训练等，不要进行剧烈运动，尤其要注意避免低头和憋气的动作。对于 18～65 岁、BMI 大于或等于 28.0kg/m² 的肥胖高血压患者，经综合生活方式调整体重控制不佳时，可咨询医生使用临床研究证实获益的药物帮助控制体重。对于18～65 岁、BMI 大于或等于 35.0kg/m² 的肥胖高血压患者，可咨询医生考虑代谢手术治疗。睡眠的时长和质量与高血压发病风险有关，因此保证良好的夜间睡眠和适度的午睡，有助于预防高血压。情绪要稳定，避免情绪大起大落，否则会加重血压波动。老年人对寒冷的适应能力比较差，季节交替时如果没有做好保暖，骤冷容易引发血压波动。

不论患者由遗传因素导致的高血压发病风险如何，健康生活方式都能一定程度地降低血压，提高降压药物治疗的效果，减少降压药物的使用量。但健康生活方式并不容易坚持，而且生活方式变健康后，并不能因此推迟开始药物降压治疗的时间。也就是说，健康生活方式不能取代药物治疗。

参考文献

[1] 丁文龙，王海杰. 系统解剖学［M］. 3 版. 北京：人民卫生出版社，2015.

[2] 王庭槐. 生理学［M］. 9 版. 北京：人民卫生出版社，2018.

[3] 王建枝，钱睿哲. 病理生理学［M］. 3 版. 北京：人民卫生出版社，2015.

[4] 王辰，王建安. 内科学［M］. 3 版. 北京：人民卫生出版社，2015.

[5] 中国心血管病一级预防指南［J］. 实用心脑肺血管病杂志，2021，29（1）：44，64.

[6] 宣风琦，王祖禄. 《中国心血管病一级预防指南》解读［J］. 临床军医杂志，2022，50（6）：551－553.

[7] 中国老年学和老年医学学会. 老年冠心病慢病管理指南［J］. 中西医结合研究，2023，15（1）：30－42.

[8] 成人高血压食养指南（2023 年版）［J］. 全科医学临床与教育，2023，21（6）：

484－485，507.

[9] 贾薇薇. 高血压定义未变　重在改善心血管结局 [N]. 医师报，2023－06－29（B01）.

[10] 中国老年医学学会高血压分会，北京高血压防治协会，国家老年疾病临床医学研究中心，等. 中国老年高血压管理指南 2023 [J]. 中华高血压杂志，2023，31（6）：508－538.

[11] 蒋雄京，唐礼江，姜一农，等. 继发性高血压：当前的困惑与争议 [J]. 中国循环杂志，2022，37（9）：876－880.

[12] 王小雅，王朋倩，熊兴江.《中国高血压临床实践指南》（2022 版）评价与中药降压探索 [J]. 中国中药杂志，2023（17）：1－6.

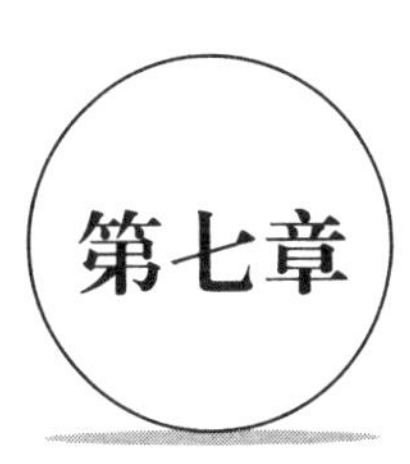

内分泌系统疾病：代谢稳态调节的重要性

【知识目标】了解激素的种类，熟悉常见激素紊乱引起的疾病如脂肪肝、糖尿病等的病理机制和常见症状。

【能力目标】能在日常生活中识别常见代谢紊乱引起的疾病。

【育人目标】培养学生热爱科学的精神，使其主动采取健康生活方式。

第一节　内分泌系统及其疾病简介

内分泌系统疾病概述

一、内分泌系统简介

内分泌系统（endocrine system）是机体重要的调节系统之一，与神经系统、免疫系统互相配合，形成免疫-神经-内分泌网络，维持内环境的稳定，调节机体代谢活动，从而对机体生长、发育、生殖等发挥关键作用。

内分泌系统包括内分泌腺、内分泌组织和内分泌细胞。内分泌腺体积小、重量轻，作用却很大。内分泌组织则以细胞团为单位，分散在机体其他器官组织中，如胰腺中的胰岛、卵巢内的黄体和卵泡。人体的内分泌腺或内分泌组织包括垂体、甲状腺、甲状旁腺、肾上腺、胰岛、松果体、胸腺、性腺等。此外，心脏、肝脏、皮肤等多种组织器官内还存在大量散在的内分泌细胞，分泌多种激素或激素样物质。激素是化学物质，形式多样，量虽小，作用却大，被血液输送到全身，作用于远距离的靶器官和靶细胞，对机体多种生理活动发挥关键性调节作用。除了长距细胞通讯，激素还可通过旁分泌、神经分泌、自分泌、内在分泌、腔分泌等方式进行短距细胞通讯。激素可分为胺类、多肽与蛋白质类、脂类激素三大类。脂类激素可直接进入靶细胞发挥作用，胺类、多肽与蛋白质类激素通过与靶细胞膜上的受体相结合发挥作用。激素的作用具有相对特异性，主要取决于靶细胞和受体。激素的作用还具有生物放大效应，仅需微量的激素就可通过信号转导产生级联放大效应。

下面我们主要围绕下丘脑－垂体－肾上腺皮质轴来介绍。下丘脑位于背侧丘脑下方，尽管只占脑组织重量的0.3%，却调控着机体的内脏和内分泌活动，把神经调节和体液调节融为一体，发挥极其重要的作用。下丘脑分泌促肾上腺皮质激素释放激素，作用于垂体，调节促肾上腺皮质激素的分泌。

垂体通过漏斗柄和下丘脑相连，位于颅底蝶鞍的垂体窝内，呈横椭圆形，与骨骼和软组织生长有关，也会影响其他内分泌腺如肾上腺、性腺、甲状腺的功能。垂体前叶分泌生长激素、催乳素、促甲状腺激素、促肾上腺皮质激素、促性腺激素等，调节机体生长、甲状腺等内分泌腺的分泌活动。垂体后叶分泌加压素、催产素等，调节水的排泄和子宫收缩、乳腺分泌等。垂体受到促肾上腺皮质激素释放激素的作用，分泌促肾上腺皮质激素，这是一个39肽，与肾上腺皮质细胞的受体结合后，调节皮质激素的生成。

肾上腺是左右各一、位于脊柱两侧、肾上方的淡黄色结构。肾上腺外层是皮质，分泌调节水盐代谢的盐皮质激素、调节碳水化合物代谢的糖皮质激素和调节性行为及第二性征的性激素。肾上腺皮质的分泌活动受到促肾上腺皮质激素的调节。肾上腺内层是髓质，分泌肾上腺素和去甲肾上腺素，对传出神经系统发挥重要调节作用。体内大多数组织的细胞都存在糖皮质激素受体，因此糖皮质激素的作用非常广泛。比如，糖皮质激素调节糖、蛋白质和脂肪代谢，参与应激反应，增强骨髓系统造血功能，促进胎儿肺泡发育。当机体遭遇严重感染时，糖皮质激素还可以发挥强大的抗炎作用，抑制免疫反应，增加中枢神经系统的兴奋性，退热等。

二、内分泌系统疾病简介

由下丘脑－垂体－靶腺体（肾上腺皮质、甲状腺、性腺）组成的长反馈调节轴通过分泌的激素，调节大多数内分泌腺的功能。内分泌系统疾病可大致分为激素生成过量、激素生成不足、靶组织对激素的反应异常、内分泌腺肿瘤四大类。也可以按照不同病变部位分类，如下丘脑疾病包括下丘脑错构瘤等，垂体疾病包括垂体瘤、腺垂体功能减退症，靶腺体疾病包括甲状腺肿、甲状腺功能亢进（甲亢）、甲状腺炎、甲状腺结节、甲状腺功能减退、肾上腺皮质功能减退、先天性肾上腺皮质增生症、嗜铬细胞瘤、甲状旁腺功能亢进、甲状旁腺功能减退、性早熟、性腺功能减退症、多发性内分泌腺瘤病、自身免疫性多内分泌腺综合征、异位激素分泌综合征，以及肥胖与代谢综合征、血脂谱异常症、骨质疏松、高尿酸血症等。

第二节　非酒精性脂肪性肝病

一、非酒精性脂肪性肝病的症状及危害

非酒精性脂肪性肝病是指除了饮酒和其他明确的肝损害因素导致的，以弥漫性肝细胞大泡性脂肪变为主要特征的临床病理综合征。初期表现为脂肪肝，随着病情进展，发展为非酒精性脂肪性肝炎、肝纤维化、肝硬化和肝癌。当疾病进展至肝纤维化时，就无法逆转了。

脂肪肝的病变过程见图 7.1。

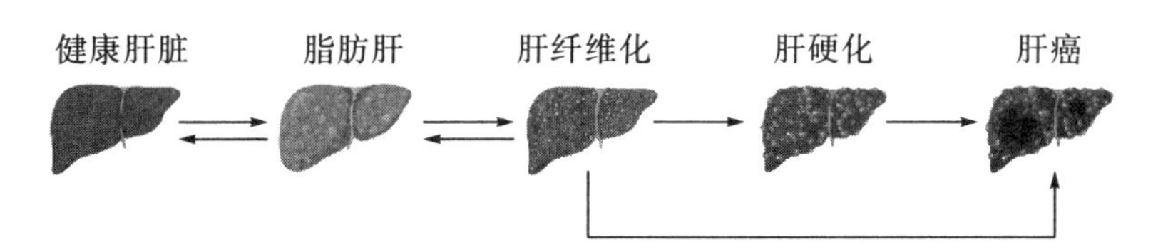

图 7.1　脂肪肝的病变过程

非酒精性脂肪性肝病在诊断时需要排除酒精性肝病、慢性丙型肝炎、营养不良性脂肪肝等常见肝病，由药物诱发脂肪变性导致的药物性肝病，以及肝豆状核变性等导致脂肪肝的少见疾病。随着我国人民生活水平快速提高，代谢性疾病发病率快速攀升。非酒精性脂肪性肝病这一名称过分强调酒精的作用，却低估了代谢功能障碍在发病中的作用，因此，非酒精性脂肪性肝病又称为代谢相关脂肪性肝病。其特征是代谢功能障碍，诊断主要基于超重/肥胖、2 型糖尿病以及存在 7 项代谢危险因素中的 2 项及以上。非酒精性脂肪性肝病强调肥胖、胰岛素抵抗、血脂异常、2 型糖尿病、系统性全身低度炎症在疾病进展中的重要作用。

虽然以前非酒精性脂肪性肝病一般列在消化系统疾病中，但其发病机制的核心是代谢异常，所以本书把这个疾病放在代谢性疾病部分进行介绍。

非酒精性脂肪性肝病起病隐匿，发病缓慢，通常并无明显症状。少数患者会有上腹部轻度不适、肝区隐痛、上腹胀痛等。严重脂肪肝患者出现黄疸、恶心、呕吐。发展至肝硬化阶段，则可出现腹水、食管静脉曲张、瘙痒、腹痛、消化道出血、出血倾向、肝性脑病等。此时患者皮肤出现蜘蛛痣、肝掌，男性患者乳房发育。部分患者因伴有感染而不规则发热。非酒精性脂肪肝患者的心血管疾病发生风险显著增高。

二、非酒精性脂肪性肝病的流行病学特征

根据《非酒精性脂肪性肝病防治指南（2018 年更新版）》，非酒精性脂肪性肝病是全球常见的慢性肝病，普通成人患病率为 6.3%～45.0%。来自上海、北京等地的调查显示，我国近年来非酒精性脂肪性肝病的患病率从 10 年前的 15%上升到了 31%以上。这一趋势与我国肥胖、2 型糖尿病和代谢综合征的流行趋势一致。50～55 岁以前，男性的患病率高于女性，但女性绝经后患病率迅速升高，甚至高于男性。非酒精性脂肪性肝病的诊断合并了酒精性肝病和其他肝脏疾病，因此患病率应略高。

三、非酒精性脂肪性肝病的病因和防治

非酒精性脂肪性肝病的发病机制复杂，目前比较认可的学说是“二次打击”或“多重打击”学说。“初次打击”是指胰岛素抵抗引起的肝细胞内脂质异常增多，进而导致线粒体功能损害。“二次打击”是指反应性氧化代谢产物增多，形成过量的脂质过氧化物，进而导致氧化应

激。“多重打击”是指氧化应激、凋亡通路活化、炎症、纤维化等。

肌肉衰减综合征、高尿酸血症、红细胞增多症、甲状腺功能减退、垂体功能减退、睡眠呼吸暂停综合征、多囊卵巢综合征也是非酒精性脂肪性肝病的独立危险因素。对以上疾病要积极治疗。肥胖和糖尿病是非酒精性脂肪性肝病的两个最大的驱动因素。与肥胖相关的高脂饮食、高糖饮食、久坐少动的生活方式，都可诱发和加重非酒精性脂肪性肝病。瘦的人也有可能得非酒精性脂肪性肝病，尤其是近期体重增加和腰围增加的瘦的人，更要注意。非酒精性脂肪性肝病与其他代谢性疾病的关系非常密切。非酒精性脂肪肝与 2 型糖尿病互为因果，因此非酒精性脂肪性肝病患者应定期检测空腹血糖和糖化血红蛋白。非酒精性脂肪性肝病患者的心脑血管疾病病死率增高，因此应全面评估人体学指标和血清糖脂代谢指标及其变化，定期评估心脑血管事件发病风险。

非酒精性脂肪性肝病是肥胖和代谢综合征累积在肝脏的表现，对初期单纯性脂肪肝患者，以减肥和改善胰岛素抵抗为主要目标，以减轻肝脏脂质沉积、延缓疾病进展为次要目标。对非酒精性脂肪性肝炎和肝纤维化患者还应阻止疾病进展，减少肝硬化、原发性肝癌等并发症的发生。改变不良生活方式是首要措施，通过健康饮食和加强锻炼降低体重和腰围，一年内减重 3%～5%可显著改善脂肪肝。限制含糖饮料、深加工食品、糕点，增加全谷类食物和膳食纤维的摄入。严格控制晚餐热量，避免晚餐后进食行为。限制饮酒，避免过度饮酒。

尤其应该注意避免使用可能有肝毒性的药物，慎用保健品。药物在体内代谢的主要器官是肝脏，用药不当很容易损伤肝脏。我国药物诱发的肝损伤的发生率很高，约为 23.80/10 万。引起肝损伤的主要药物为保健品、膳食补充剂和（或）传统中药（26.81%）、抗结核药（21.99%）、抗肿瘤药或免疫调节剂（8.34%）。因此，如果想服用保肝药，最好咨询医生后决定，不要随意服用。用药并不是多多益善，使用的药物越多，药物之间的相互作用越复杂，很有可能诱发肝损伤。也不能简单地认为天然药没有任何肝毒性。骨伤科活血化瘀剂（含朱砂、大黄等）、安神剂（含何首乌、大黄、半夏等）、解表剂（含朱砂、柴胡、薄荷等）相关的肝损伤被报道的较多。有些药物虽然以中药来命名，但其中含有西药成分，比如维C银翘片中就含有具有明确肝毒性的对乙酰氨基酚。因此用药应谨慎、遵医嘱，非酒精性脂肪性肝病患者尤应如此。

第三节　糖尿病

一、糖尿病的症状及危害

要了解糖尿病，首先要了解胰岛素。胰岛素是由胰岛β细胞分泌的含有51个氨基酸残基的蛋白质类激素，由A和B两条肽链经两个二硫键相连。胰岛β细胞的内质网首先合成前胰岛素原，然后切割N端24个氨基酸组成的信号肽，形成胰岛素原，继而进入高尔基体，被蛋白水解酶作用，形成胰岛素。成熟的胰岛素储存在囊泡中，经刺激后被释放进入血液。胰岛素是调节机体代谢和细胞生长的主要激素。血糖稳态对机体各种功能活动至关重要。能升高血糖的激素很多，比如肾上腺素、胰高血糖素、糖皮质激素等，但能降低血糖的激素只有胰岛素。胰岛素作用于靶细胞上的胰岛素受体，促进外周组织对葡萄糖的转运和利用，促进葡萄糖合成糖原，抑制糖异生关键酶的活性而拮抗糖异生。胰岛素还可以通过促进磷酸戊糖旁路和促进三羧酸循环而参与糖代谢。正因为胰岛素是人体内唯一降低血糖的激素，因此当胰岛素的作用不足时，血糖浓度升高，当超过肾糖阈时就会出现尿糖。而这种以高血糖为特征的代谢性疾病就是糖尿病。胰岛素不止调节糖代谢，还促进脂肪合成，抑制脂肪分解，促进蛋白质合成，促进机体生长。因此，当胰岛素作用不足时，不止糖代谢紊乱，蛋白质和脂肪代谢也会紊乱，代谢稳态被破坏。

为什么糖尿病患者的胰岛素会作用不足呢？可能有两个原因：一是胰岛素分泌绝对不足，比如胰岛β细胞破坏导致的胰岛素分泌绝对不足(1 型糖尿病)。二是以胰岛素抵抗为主，伴有胰岛素分泌相对不足(2 型糖尿病)。

什么是胰岛素抵抗呢？胰岛素抵抗是指胰岛素敏感性降低和（或）胰岛素反应下降。根据《胰岛素抵抗相关临床问题专家共识（2022 版)》，胰岛素抵抗不仅是 2 型糖尿病、非酒精性脂肪性肝病、多囊卵巢综合征、动脉粥样硬化性心血管疾病等慢性代谢病的共性病理机制，也是一些少见病和罕见病的病理基础。根据美国国家健康和营养调查结果，18～44岁成年人中约 40%存在胰岛素抵抗。我国 25 岁以上成年人中胰岛素抵抗的标化患病率约为 29.22%。胰岛素抵抗的病因很复杂，既有遗传因素如基因突变、染色体异常、某些遗传易感性，也有获得性因素如肥胖、衰老、运动不足、骨骼剂量减少、微量营养素缺乏、药物应用、昼夜节律紊乱等。胰岛素或胰岛素受体的自身抗体也能导致严重的胰岛素抵抗。目前引起胰岛素抵抗最常见的病因是肥胖，尤其是腹型肥胖。由于种族差异，我国人群更容易出现腹型肥胖，在 BMI 相同的情况下比西方人群更容易出现胰岛素抵抗。胰岛素抵抗患者的胰岛β细胞代偿性分泌更多的胰岛素，诱发高胰岛素血症，促进脂质合成，导致血脂异常。高胰岛素血症还可兴奋交感神经，上调肾素－血管紧张素－

醛固酮系统，导致血压升高。胰岛β细胞代偿功能逐渐减退后，就会出现高血糖和糖尿病。胰岛素抵抗还可破坏血管内皮细胞功能，减少一氧化氮生成，增加缩血管物质的产生。

根据病因，糖尿病可以分为以下类型：1 型糖尿病、2 型糖尿病、特殊类型糖尿病、妊娠期糖尿病。1 型糖尿病是由胰岛β细胞破坏引起的胰岛素绝对缺乏导致的糖尿病，也称胰岛素依赖型糖尿病。1 型糖尿病绝大多数是自身免疫性的，是多基因、多因素共同作用导致的。病毒感染（腮腺炎病毒、柯萨奇 B4 病毒、风疹病毒等）、破坏胰岛β细胞化学物质（四氧嘧啶、链脲佐菌素、喷他脒等）、某些饮食因素也与 1 型糖尿病有关。抗胰岛β细胞自身抗体、胰岛素自身抗体、谷氨酸脱羧酶自身抗体等都与 1 型糖尿病有关。2 型糖尿病是指以胰岛素抵抗为主、伴有胰岛素相对不足的糖尿病，占糖尿病的绝大多数。特殊类型糖尿病包括胰岛β细胞功能基因突变所致的糖尿病、胰岛素受体基因突变所致的糖尿病、伴或不伴免疫介导的特异型糖尿病。妊娠期糖尿病包括糖尿病合并妊娠、妊娠期新发现的糖尿病和妊娠糖尿病。遗传因素在 2 型糖尿病中的作用比在 1 型糖尿病中更强，若父母都患有 2 型糖尿病，子代发病风险达到 70％～80％。环境因素如肥胖、高热量饮食、体力活动不足和年龄增长是 2 型糖尿病的主要危险因素。高血压、高血脂患者发生 2 型糖尿病的风险增加。

糖尿病的并发症见图 7.2。

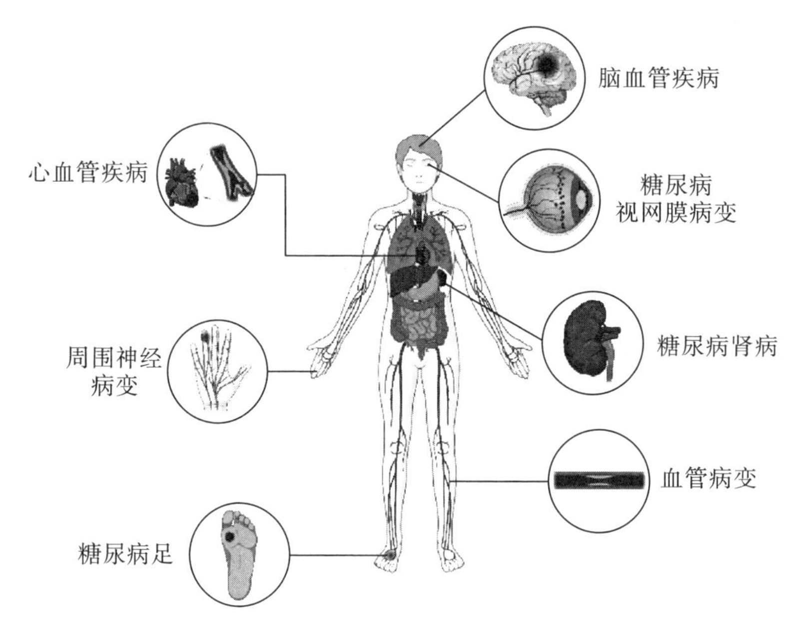

图 7.2 糖尿病的并发症

糖尿病患者在发病初期出现“三多一少”（多食、多饮、多尿，体重减少），随着病情进展，患者早期出现视力减退、肢体麻木、尿路感染、皮肤瘙痒、心律不齐等症状。中后期则出现糖尿病性微血管并发症（糖尿病肾病、糖尿病视网膜病变等）、糖尿病性大血管病变（冠心病、脑血管疾病、周围血管病等）、糖尿病神经病变、糖尿病皮肤病变（糖尿病性大疱病、糖尿病类脂质渐进性坏死等）、感染（皮肤黏膜感染、膀胱炎、肾盂肾炎、毛霉菌病、结核病等）。急性应激状态下，患者可能出现糖尿病酮症酸中毒、昏迷或休克、循环衰竭。糖尿病足是糖尿病患者踝关节以远的皮肤及深层组织破坏，常合并感染和（或）下肢动脉闭塞，严重者累及肌肉和骨。糖尿病足致残率、致死率高，复发率高，医疗负担重，危害极大。

1 型糖尿病常伴发自身免疫性疾病如桥本甲状腺炎、艾迪森病等。2 型糖尿病还有很多伴发病，如肥胖、高血压、高血脂、高尿酸血症、脂肪肝、慢性骨关节病、精神与心理障碍、认知障碍、牙周疾病、肿瘤、骨质疏松等。

二、糖尿病的流行病学特征

1 型糖尿病多于 25 岁前发病。2 型糖尿病多发于 40 岁以上人群，近年来发病有年轻化的趋势。根据国际糖尿病联盟（IDF）2021 年发布的《全球糖尿病地图（第 10 版）》，全球 20～79 岁成年人糖尿病患病人数从 2000 年的 1.51 亿增长到 2021 年的 5.37 亿，约占全球人口的 10.5%。预计到 2030 年，全球将有 6.43 亿糖尿病患者，占全球总人口的 11.3%。如果这种趋势不能逆转，到 2045 年，全球将有 7.83 亿糖尿病患者，占全球总人口的 12.2%。2021 年，全球 20～79 岁的糖尿病患者数量达到 5.37 亿，约 670 万成年人死于糖尿病或其并发症。全球超过 150 万儿童和青少年患有 1 型糖尿病。2 型糖尿病是最常见的糖尿病类型，占全球所有糖尿病的 90%以上。中国约有糖尿病患者 1.4 亿，占全球糖尿病人数的 1/4，预计到 2045 年将达到 1.74 亿。我国糖尿病患者中约有 7000 万人（超过 51.7%）不知道自己患有糖尿病。

根据《中国 2 型糖尿病防治指南（2020 年版）》，我国糖尿病患病率从 1980 年的 0.67%增加到 2017 年的 11.2%。2 型糖尿病占所有糖尿病患者的 90%以上。男性患病率高于女性。糖尿病的知晓率为 36.5%，治疗率为 32.2%，控制率为 49.2%，比之前有所改善，但仍处于较低水平。多种因素影响了糖尿病的流行，比如城市化的快速进程、人口老龄化、超重/肥胖患病率增加等。此外，2 型糖尿病的遗传易感性存在种族差异。亚裔人群较高加索人群的患病风险更高，这种遗传易感性与胰岛 β 细胞功能减退有关。

三、糖尿病的病因和防治

为了控制糖尿病的发生发展，减轻糖尿病的危害，应针对 2 型糖尿病采取三级预防。一级预防的目标是控制危险因素，预防 2 型糖尿病的发生。为了达到这个目标，我们应在一般人群中开展健康教育，科普糖尿病相关知识，让更多的人了解糖尿病，知道如何通过合理膳食、体育锻炼、戒烟限酒等保持健康，预防糖尿病。二级预防的目标是早发现、早诊断、早治疗，预防并发症的发生。因此二级预防主要针对 2 型糖尿病的高危人群，及早筛查，及时发现和治疗糖尿病。对新诊断的患者及早严格控制血糖、降压、控制血脂，预防并发症的发生。三级预防的目标是延缓并发症的进展，降低致残率和致死率，提高生存质量。因此，三级预防一方面要继续控制血糖、血压和血脂，另一方面要推荐已出现严重并发症者到专科进行更有针对性的治疗。

糖尿病需要终身治疗，患者的主动性对治疗效果至关重要。因此，应加强糖尿病教育，包括对患者、家属、医疗保健人员的宣传教育，把糖尿病的科学知识和自我保健技能传授给患者及家属，通过医患密切配合，提高患者生存质量。对患者的糖尿病教育称为糖尿病自我管理教育（diabetes self-management education），应贯穿糖尿病诊治的全过程。通过糖尿病教育，患者应掌握如下知识或技能：①了解自己所患的糖尿病的类型及其并发症；②了解控糖的重要性和控制不良的严重后果；③掌握血糖和血压自我监测方法，并能据此调整饮食；④掌握胰岛素自我注射的方法，并能调整用量；⑤掌握低血糖的识别和防治方法；⑥掌握糖尿病的饮食治疗技巧；⑦主动与医护人员配合，按要求复查复诊。

饮食治疗，也称为医学营养治疗（medical nutrition therapy），是糖尿病治疗的基础。2 型糖尿病患者和糖尿病前期患者都需要个体化的医学营养治疗，控制总能量的摄入，合理、均衡分配各种营养。超重/肥胖的糖尿病患者应调整生活方式，体重至少减轻5%。一般而言，脂肪提供的总能量占膳食总能量的20%～30%，单不饱和脂肪酸和 $n-3$ 多不饱和脂肪酸可改善血糖和血脂，属于优质脂肪，可适度增加。尽量限制饱和脂肪酸、反式脂肪酸的摄入。碳水化合物提供的能量应占膳食总能量的50%～65%。优先选择低血糖生成指数的碳水化合物，适度增加非淀粉类蔬菜、水果、全谷类，减少精加工谷类如精米、精面。定时定量进餐，注射胰岛素患者应注意配合胰岛素剂量和起效时间，决定碳水化合物摄入量。严格控制蔗糖和果糖制品，比如含玉米糖浆的饮料。肾功能正常的糖尿病患者，蛋白质提供的能量应占膳食总能量的15%～20%。限制酒精摄入。盐的摄入量应限制在每天5g以内，合并高血压患者则应进一步限盐，限制高盐食物摄入量，如腌制食物、酱油、味精等。是否补充微量营养素应根据营养评估结果决定。

规律的运动锻炼对高危人群一级预防的效果很好。成年2型糖尿病患者应进行每周至少150分钟中等强度的有氧运动，比如健步走、骑车、打乒乓球、打高尔夫球等。抗阻运动可以锻炼肌肉耐力和力量，与有氧运动联合效果更佳。即使没有规律运动，在日常生活中避免久坐，增加日常身体活动，也是有益的。当然，运动治疗应该个体化，而且最好在专业人士指导下进行，确保安全性和科学性。

吸烟是多种疾病（包括癌症）的危险因素，也与糖尿病并发症的发展密切相关。因此糖尿病患者应戒烟，也不要使用其他烟草类产品或电子烟，并减少二手烟的吸入。

参考文献

[1] 丁文龙，王海杰. 系统解剖学 [M]. 9版. 北京：人民卫生出版社，2018.

[2] 王庭槐. 生理学 [M]. 9版. 北京：人民卫生出版社，2018.

[3] 王建枝，钱睿哲. 病理生理学 [M]. 3版. 北京：人民卫生出版社，2015.

[4] 王辰，王建安. 内科学 [M]. 3版. 北京：人民卫生出版社，2015.

[5] 中华医学会肝病学分会脂肪肝和酒精性肝病学组，中国医师协会脂肪性肝病专家委员会. 非酒精性脂肪性肝病防治指南（2018年更新版）[J]. 临床肝胆病杂志，2018，34（5）：947－957.

[6] 中华医学会肝病学分会脂肪肝和酒精性肝病学组，中国医师协会脂肪性肝病专家委员会. 酒精性肝病防治指南（2018年更新版）[J]. 临床肝胆病杂志，2018，34（6）：959－964.

[7] 李旭辉，范建高. 非酒精性脂肪性肝病更名代谢相关脂肪性肝病的争议 [J]. 肝脏，2023，28（5）：505－507.

[8] 范建高，金倩. 代谢相关脂肪性肝病更名的困境与挑战 [J]. 西南医科大学学报，2022，45（5）：373－376.

[9] SHEN T，LIU Y，SHANG J，et al. Incidence and etiology of drug－induced liver injury in Mainland China [J]. Gastroenterology，2019，156（8）：2230－2241.

[10] 中华医学会糖尿病学分会. 胰岛素抵抗相关临床问题专家共识（2022版）[J]. 中华糖尿病杂志，2022，14（12）：1368－1379.

[11] 邢小燕，杨文英，杨兆军. 胰岛素抵抗指数在不同糖耐量人群中诊断代谢综合征的作用 [J]. 中华糖尿病杂志，2004（3）：31－35.

[12] 中华医学会糖尿病学分会，中华医学会感染病学分会，中华医学会组织修复与再生分会. 中国糖尿病足防治指南（2019版）（Ⅰ）[J]. 中华糖尿病杂志，2019，11（2）：92－108.

[13] 中华医学会糖尿病学分会. 中国2型糖尿病防治指南（2020年版）[J]. 中华糖尿病杂志，2021，13（4）：315－409.

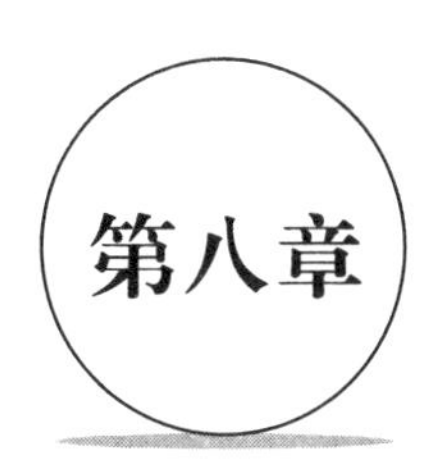

运动系统疾病：运动与健康长寿

【知识目标】了解常见骨骼系统疾病，如骨质疏松、痛风等。

【能力目标】能在日常生活中了解并预防运动系统疾病。

【育人目标】培养学生的骨骼健康意识。

第一节　运动系统及其疾病简介

一、运动系统简介

运动系统由骨、关节、肌肉组成。骨主要由骨组织构成，最外层是骨膜，内里是骨髓，含有丰富的血管、淋巴管和神经。骨质分为骨密质和骨松质。骨密质质地细密，分布在骨的表面。骨松质呈海绵状，包含相互交织的骨小梁，分布在骨的内部。除了关节面，新鲜骨表面均附着结缔组织构成的骨膜，内含丰富的神经和血管，对骨的营养供应、再生、感觉发挥关键作用。骨膜分为内外两层。外层致密，由胶原纤维使之附着于骨的表面；内层疏松，成骨细胞和破骨细胞定居于此，成骨细胞可产生新的骨质，破骨细胞可破坏旧的骨质，它们参与骨的发育、修复等。骨基质中富含胶原纤维和钙、磷等无机盐，是体内矿物质的储库，参与钙磷代谢和电解质平衡。骨髓是填充在骨髓腔和骨松质间隙的海绵状组织，胎儿和幼儿时期的骨髓因富含红细胞、血小板等呈红色，称为红骨髓。五岁后，红骨髓逐渐被脂肪组织取代而变成黄色，称为黄骨髓。红骨髓有造血功能，黄骨髓富含脂肪，是能量的重要储存形式。长骨的动脉如滋养动脉会经骨干滋养孔进入骨髓腔，进而到达骨端，分支到骨干密质内层和骨髓等。骨膜还有丰富的淋巴管。骨组织有再生、修复和改建功能，用进废退，运动促进骨的发育和健康，长期失用会导致骨质疏松。

成人有 206 块骨，按部位分为颅骨、躯干骨和四肢骨，按形态分为长骨、短骨、扁骨和不规则骨。骨的生长发育受多种因素的影响，如神经、内分泌、营养、疾病等都会影响骨的形态和功能。

骨与骨之间由纤维结缔组织、软骨或骨形成骨连结，连结可以是直接连结或间接连结，直接连结比较牢固，关节属于间接连结，是骨连结的最高分化形式。关节是由相关骨的接触面即关节面、附着于关节面周围的纤维结缔组织膜构成的关节囊、由关节囊滑膜层和关节面共同围绕成的关节腔组成的。关节的运动有多种形式，包括移动、屈伸、收展、旋转、环转。

根据结构和功能，肌肉可分为心肌、平滑肌和骨骼肌。心肌具有自律性，构成心壁。平滑肌分布于内脏的中空性器官和血管壁。骨骼肌则主要位于躯干和四肢，受人的意志支配，是运动系统的动力部分。人体内有 600 余块骨骼肌，约占体质量的 40%。肌肉有特定的形态和结构，有丰富的血管和淋巴管，受神经支配，执行特定功能，每块肌肉都可视为一个器官。骨骼肌包括肌腹和肌腱。肌腹由肌纤维组成，色泽红润，质地柔软，其外被以结缔组织形成的肌外膜。肌腱由平行、致密的胶原纤维构成，抗张强度远大于肌腹。肌肉通常两端附着在两块或两块以上的骨面上，中间跨过一个或多个关节，肌肉收缩时就可以使两块骨彼此靠近而产生运动。肌肉有丰富的血管，代谢丰富。骨骼肌是胰岛素的主要靶器官之一，胰岛素作用于骨骼肌细胞上的胰岛素受体，促进葡萄糖转运和利用，因此骨骼肌的数量与质量降低，会影响葡萄糖的利用，进而诱发胰岛素抵抗。

二、运动系统疾病简介

运动系统疾病包括：①关节问题，如骨关节炎、类风湿性关节炎、银屑病性关节炎、痛风、强直性脊柱炎等；②骨骼问题，如骨质疏松、骨质减少、脆性骨折、创伤性骨折等；③肌肉问题，如肌肉减少症；④脊椎问题，如背部疼痛、颈部疼痛等；⑤其他问题，如结缔组织疾病等。运动系统疾病严重影响患者的行为能力，导致患者提前退休、生活质量下降、社会交往减少，也是全球残疾的主要原因。根据 WHO 的统计，全球约有 17.1 亿人患有运动系统疾病。随着人口增长和老龄化，近年来运动系统疾病患者人数迅速增加。

第二节　骨质疏松

一、骨质疏松的症状及危害

骨质疏松（osteoporosis）是一种全身性代谢性骨病，分为原发性骨质疏松、继发性骨质疏松及特发性骨质疏松三种。特征为骨量减少和骨微结构被破坏，导致骨的强度下降，容易发生骨折。原发性骨质疏松又可分为绝经后骨质疏松和老年性骨质疏松。前者是指妇女绝经后5～10年内发生的骨质疏松，后者是指70岁以上老年人发生的骨质疏松。继发性骨质疏松是由其他疾病如皮质醇增多症、性腺功能减退、甲状旁腺功能亢进、类风湿性关节炎、系统性红斑狼疮、多发性骨髓瘤、白血病、慢性肝病、炎性肠病、血色病、高胱氨酸尿症等，以及抗癫痫药、甲状腺激素过量、糖皮质激素长期过量、免疫抑制剂、芳香化酶抑制剂等引起的骨质疏松。特发性骨质疏松的原因不明。

骨质疏松的症状见图8.1。

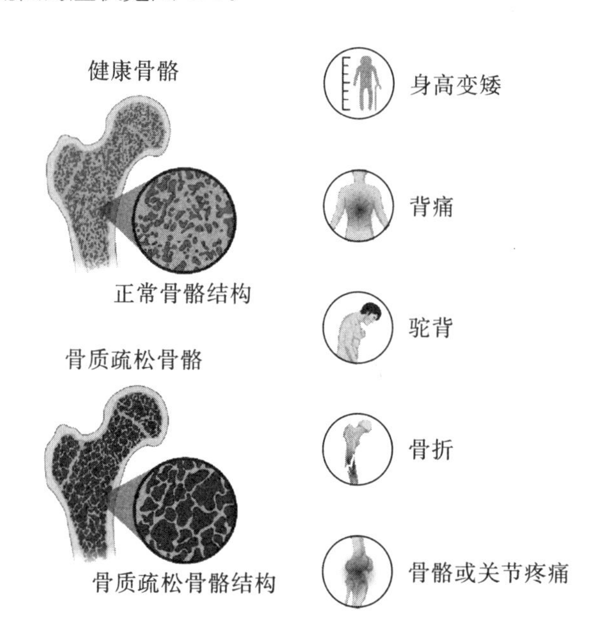

图8.1　骨质疏松的症状

骨质疏松起病隐匿，在疾病早期常常没有症状。随着病情进展，患者会出现腰背疼痛、全身骨痛，疼痛无定处，劳累或运动后加重，负重能力下降，严重时活动受限。患者因为脊椎畸形和伸展受限，身材变矮，驼背。胸廓畸形导致胸闷、气促、呼吸困难，易并发上呼吸道感染和肺部感染。患者的骨强度降低，脆性增加，易于骨折，常因轻微活动如弯腰、负重、挤压、跌倒而发生骨折，常见部位是胸腰椎、髋部、前臂。老年患者尤其容易出现髋部骨折，生活自理能力明显受损，预后不良。患者长期卧床，常并发感染和慢性衰竭。骨质疏松的危害非常大，是老年人致残和致死的主要原因之一。在患者发生髋部骨折1年内，约20%的患者可能死于相关并发症，约50%的患者残疾，生活质量显著下降。

二、骨质疏松的流行病学特征

第七次全国人口普查结果显示，全国60岁以上人口2.64亿，65岁以上人口超过1.9亿。我国已经是全球老年人口最多的国家。随着人口老龄化，近年来骨质疏松患病率不断上升。根据《原发性骨质疏松症诊疗指南（2022）》，我国50岁以上人群骨质疏松的患病率为19.2%，其中女性患病率为32.1%，男性患病率为6.9%。65岁以上人群患病率为32.0%，其中女性患病率为51.6%，男性患病率为10.7%。根据2018年国家卫生健康委员会发布的中国骨质疏松症流行病学调查结果，我国男性骨质疏松患病率与其他国家差异不大，但女性患病率显著高于欧美国家，与日韩等亚洲国家接近。且我国低骨量人群庞大，50岁以上人群低骨量率为46.4%，是骨质疏松的高危人群。原发性骨质疏松在女性中更普遍，而男性比女性更容易发生继发性骨质疏松。女性发生骨质疏松性骨折的风险显著高于男性，而男性骨折后的死亡率高于女性。已有的骨质疏松相关科研大多是针对绝经后骨质疏松的，相比之下，我们对男性骨质疏松的了解更少。提高对骨质疏松的认识对于缩小治疗差距和提高依从性至关重要，特别是对于男性骨质疏松。

糖尿病常伴发骨质疏松，这是糖尿病患者致残的主要原因之一。糖尿病患者的骨质疏松和骨折的发生风险比健康人高 2～4 倍。糖尿病患者的高渗性利尿状态加重钙、磷丢失，阻碍肾小管对钙、磷、镁的重吸收，引起矿物质代谢异常，抑制骨形成。此外，糖尿病患者的甲状旁腺激素分泌增多，提高了破骨细胞活性，加重骨吸收。很多糖尿病患者有久坐的习惯，这不利于骨形成。有些降糖药物也会增加骨质疏松的发生风险。与糖尿病有关的视网膜病变和神经损害会增加跌倒的发生风险，低血糖反应也可能引起跌倒，这都会增加骨折发生率。

尽管我国骨质疏松的患病率高，但知晓率和治疗率却仅有 7.4％和 6.4％。即使在发生骨折后，骨质疏松的治疗率也仅为 30％。因此迫切需要提高骨质疏松的知晓率、诊断率、治疗率，延缓骨质疏松的进展，预防骨折。

三、骨质疏松的病因和防治

通过破骨细胞不断吸收旧骨（骨吸收），成骨细胞不断形成新骨（骨形成），骨组织不断自我更新，这称为骨转换。骨转换维持着骨骼生长和结构完整，修复骨骼疲劳损伤，维持体内矿物质代谢稳态。骨转换失衡是多种骨骼疾病的关键病理机制。如果患者的骨吸收增加，和（或）骨形成减少，再加上患者本身峰值骨量不足，就会发生骨质疏松。

青春发育期是我们的骨量增加最快的时期，如果青春发育延迟，或此时骨骼发育障碍，就会导致峰值骨量不足，增加后期骨质疏松的发生风险。营养和运动也会影响青春期骨量增加，因此青少年应加强营养，积极运动，促进骨骼发育。

骨吸收所需的时间比骨形成所需的时间短得多，所以骨吸收加强，就会迅速导致骨量下降、脆性增加、强度降低。骨吸收是由破骨细胞介导的，雌激素减少和甲状旁腺素分泌过多都会增强骨吸收。随着年龄增加，钙通过肠道的吸收减少，甲状旁腺分泌相对增多，骨吸收进一步增强。此外，护骨素信号通路激活、核因子 κB 信号通路激活等都能增强骨吸收。

骨形成主要由成骨细胞介导，花费时间很长。钙是骨骼中重要的矿物质，如果生长发育期钙摄入不足，或者妊娠期、哺乳期等钙需求量增加时没有及时补充，或者老年人肠道钙吸收能力下降，会增加骨质疏松的发生风险。成骨细胞和破骨细胞都能感受应力、负重等力学刺激，因此成年后的体力活动或运动锻炼都能刺激骨形成。吸烟、酗酒、高盐饮食、高脂饮食、大量摄入咖啡、维生素 D 摄入不足、运动不足、久坐都是骨质疏松的危险因素。长期卧床也会导致骨丢失。

女性在绝经后，雌激素水平断崖式下降，这是导致绝经后骨质疏松的首要原因。在绝经后 5～10 年，每年丢失骨量 3%～5%。雌激素属于类固醇激素，和孕酮、醛固酮、皮质醇、胆钙化醇都以胆固醇为共同前体，分子虽小，但属于亲脂激素。卵巢合成的雌激素包括雌二醇、雌酮、雌三醇等，其中活性最强的是雌二醇。雌激素的生理作用非常广泛，在青春期促进卵巢、输卵管、子宫等靶器官发育，促进第二性征发育，并维持其正常功能。雌激素对成年人维持月经周期和妊娠至关重要。雌激素还促进乳腺导管和结缔组织增生，因此女性常见的乳腺增生和雌激素水平高有一定关联。雌激素促进中枢神经细胞生长、分化、再生，促进突触形成，促进 5－羟色胺、多巴胺等神经递质合成，作用于下丘脑的体温调节中枢以降低基础体温。雌激素对代谢有广泛而重要的调节作用。雌激素降低血脂，降低血胆固醇，保护血管内皮功能。正是因为雌激素的保护作用，绝经前女性发生心脑血管疾病、糖尿病、脂肪肝、骨质疏松等的概率显著低于男性。而在绝经后，以上疾病的发病率迅速增加，甚至可能超过男性。

雌激素促进干细胞形成成骨细胞，进而促进骨骼生长，有利于钙盐沉积。雌激素还可以抑制破骨细胞活性，进而抑制骨吸收。女性绝经后，雌激素水平显著下降，骨形成不足以代偿过度的骨吸收，骨重建失衡导致骨小梁变细或断裂，皮质骨孔隙度增加，骨脆性增加，骨强度降低。因此，绝经后妇女的骨质疏松发病风险很高。

老年性骨质疏松则是由年龄增长引起骨转换变化，骨形成减少而骨吸收增加，引起进行性骨丢失。而且衰老后免疫系统持续低度活化，存在慢性炎症，诱导多种因子表达，刺激破骨细胞，骨量进一步减少。雌激素和雄激素都有抗氧化应激的作用。老年男性体内的睾酮和雌二醇的生物利用度都显著下降，活性氧过度生成且清除减弱，促进成骨细胞凋亡、骨形成减少。老年人常存在维生素 D 缺乏和钙吸收降低，导致甲状旁腺激素分泌增加，进一步加重骨吸收。老年人的生长激素/胰岛素样生长因子功能下降，骨骼肌减少，体力减少之后会进一步加速骨吸收，骨强度下降。

种族、年龄、绝经、脆性骨折家族史等因素都属于不可控的危险因素。为了防治骨质疏松，我们更多着眼于可控的危险因素。如果患者本身已经有影响骨代谢的疾病，如性腺功能减退、糖尿病、甲状腺功能亢进等，应积极治疗这些疾病。我们应注意避免使用影响骨代谢的药物，如糖皮质激素、质子泵抑制剂、芳香化酶抑制剂等。老年人一般都患有多种疾病，应与医生充分沟通自己的患病情况。骨质疏松是一种慢性病，与生活方式密切相关。久坐、体力活动少、阳光照射不足、体重过低、吸烟、酗酒、钙/维生素 D 缺乏、咖啡因摄入过量、营养失衡、蛋白质摄入过多或不足、高钠饮食、高脂饮食等，都会增加骨质疏松的发生风险。因此骨质疏松的高危人群或患者应坚持健康饮食。高盐饮食会减少钙的吸收，因此应限制钠的摄入量，坚持低盐饮食。增加含钙的食物，如牛奶、奶制品、豆类、全谷物等。富含钙质的蔬果有荠菜、苋菜、油菜薹、茴香、芥蓝，富含钙质的坚果有榛子、芝麻、花生米、杏仁、松子仁等。需要注意的是，传统上人们认为骨头汤可以补钙，但实际上骨头汤中所含的钙几乎都是不溶性的钙盐，人体可以吸收的量非常少，而且骨头汤中含有大量脂肪，钠盐和嘌呤含量都较高，喝多了会影响血脂和血尿酸水平，增加肥胖、动脉粥样硬化、痛风的发生风险。

骨质疏松的防治目标是改善骨骼生长发育，促进成年人达到理想的峰值骨量。在成年期至老年期维持骨量和骨质量，预防衰老相关的骨丢失。预防跌倒和骨折。骨质疏松的一级预防是指对于尚未发生骨质疏松，但是具有骨质疏松危险因素者，防止或延缓其进展为骨质疏松，并避免发生第一次骨折。骨质疏松的二级预防是指针对已有骨质疏松或已发生过脆性骨折者，避免发生骨折或再次骨折。防治策略以调整生活方式为基础。建议患者加强营养，均衡膳食，规律运动，实现充足日照，戒烟限酒。患者应采用清除室内障碍物、走道保持通畅、安装扶手、使用防滑垫、卫生间安装夜灯等避免跌倒的生活措施。骨健康基本补充剂包括钙剂和维生素 D。根据中国居民膳食营养素参考摄入量，中国居民中青年推荐每日摄入 800mg 钙，50 岁以上中老年人、妊娠中晚期、哺乳期人群应增加到每日摄入 1000～1200mg 钙。尽可能通过膳食摄入，饮食中的钙不足时再采用钙剂。维生素 D 增加肠道钙吸收，促进骨骼矿化，降低跌倒的发生风险。充足的阳光照射可以增加维生素 D 的合成。缺乏或不足者可以采用维生素 D 补充剂。运动疗法有助于骨质疏松患者的康复。有氧运动如慢跑、游泳、太极拳、八段锦等，抗阻运动如举重、深蹲、俯卧撑等，冲击性运动如体操、跳绳等，振动运动如全身性振动训练等，都有助于增强肌力，改善骨密度。高强度抗阻运动联合冲击性运动能有效增加骨密度和骨量，降低骨折的发生风险。运动疗法要个体化、循序渐进。冲击性运动要在专业人员指导下进行，以保证安全性和科学性。康复工程对骨质疏松患者也很关键。行动不便患者应采用拐杖、助行架、髋部保护器等，建议佩戴防跌倒手表。急性或亚急性骨质疏松性椎体骨折患者可使用脊柱支架，矫正姿势，预防再次骨折。如果患者室内环境不安全，应进行改建，如楼梯改为坡道，加装扶手等，减少跌倒的发生风险。

国际骨质疏松基金会（International Osteoporosis Foundation）骨质疏松症风险 1 分钟测试题是简单快速的测试题，可用于初步筛查，但不能用于诊断。

国际骨质疏松基金会骨质疏松症风险 1 分钟测试题见表 8.1。

表 8.1 国际骨质疏松基金会骨质疏松症风险 1 分钟测试题

问题	回答	
实际年龄超过 60 岁（女性）/70 岁（男性）	是	否
50 岁之后有过骨折史	是	否
体重过低（BMI<19kg/m^2）	是	否
40 岁后身高减少超过 4cm	是	否
父母一方有髋部骨折史	是	否
存在以下任一情况：类风湿性关节炎、消化道疾病（炎症性肠病、乳糜泻）、糖尿病、慢性肾脏病、甲状腺或甲状旁腺疾病（甲状腺或甲状旁腺功能亢进）、肺疾病（慢性阻塞性肺疾病）、长时间制动、获得性免疫缺陷综合征（AIDS/HIV）	是	否
接受以下药物治疗：类固醇激素（持续使用泼尼松 3 个月及以上）、噻唑烷二酮类药物、器官移植术后免疫抑制剂、抗抑郁药、抗惊厥药、抗癫痫药	是	否
女性存在以下任一情况：乳腺癌、使用芳香化酶抑制剂、早绝经、不正常闭经、卵巢切除、性腺功能减退造成雌激素水平低	是	否

续表8.1

问题	回答	
男性存在以下任一情况：前列腺癌、接受雄激素剥夺治疗、低睾酮、过量饮酒、吸烟	是	否

以上问题只要有其中一题回答为“是”，提示存在骨质疏松发生风险，建议接受骨密度检查或进一步采用骨折风险评估工具（fracture risk assessment tool）进行评估。

第三节　痛风

痛风

一、痛风的症状及危害

痛风是嘌呤代谢紊乱和（或）尿酸排泄障碍导致的异质性疾病，临床特征是血清尿酸升高、反复发作性急性关节炎、痛风石、关节畸形、尿酸性肾结石等。痛风可分为原发性痛风、继发性痛风和特发性痛风三类。原发性痛风占了绝大多数。继发性痛风继发于某些遗传性疾病，如1型糖原累积病，以及恶性肿瘤放化疗后、慢性肾脏病等。特发性痛风原因不明。起病初期的高尿酸血症可能没有痛风，但患者出现关节炎、尿酸性肾结石。

原发性痛风的首发症状是急性痛风性关节炎，常累及第1跖趾关节。患者多于夜间起病，关节剧痛、红、肿。其他常见累及部位为趾、足背、脚踝、足跟、膝关节、肘关节、腕关节、指，伴有发热。急性发作常于数天或两周内自行缓解，累及部位红肿消退，局部皮肤脱屑。大部分患者会在6个月到两年内第二次发作。痛风的特征性表现是痛风石，出现于患者髌骨滑囊、跟腱、肘关节、跖趾、指间、掌指、耳廓等部位，外观是隆起的不规则黄白色赘生物，表面破溃后排出白色粉状或糊状尿酸盐结晶。痛风石是巨噬细胞、上皮细胞等沉积在尿酸盐结晶周围形成的多核肉芽肿。痛风石在关节周围组织常引起慢性炎症，导致慢性关节炎。关节局部肿胀、疼痛，长期发展关节被破坏，痛风石变得越来越大，患者手和足常出现多种畸形，造成进行性残疾。病程较长时还会出现肾脏病变，如痛风性肾病、尿酸性肾石病、急性肾衰竭等。痛风性肾病起病隐匿，随着病情进展，患者出现蛋白尿、夜尿频繁、慢性肾功能不全等。部分痛风患者出现尿酸性肾石病，较大的结石引起肾绞痛、血尿、排尿困难、肾积水等。大量尿酸盐结晶堵塞肾小管、输尿管，导致少尿、无尿，可能进展为肾衰竭。高尿酸血症和痛风是慢性肾脏病、高血压、糖尿病、心脑血管疾病等的危险因素，是过早死亡的独立预测因子，二者是连续的慢性病理生理过程。

二、痛风的流行病学特征

近年来痛风发病逐渐年轻化，也常见家族遗传倾向。我国高尿酸血症的总体患病率约为 13.3%，痛风的患病率约为 1.1%，已成为常见的代谢性疾病。原发性痛风多见于中老年人，男性占比超过 90%，女性多于绝经后发病。

三、痛风的病因和防治

痛风的病理机制见图 8.2。

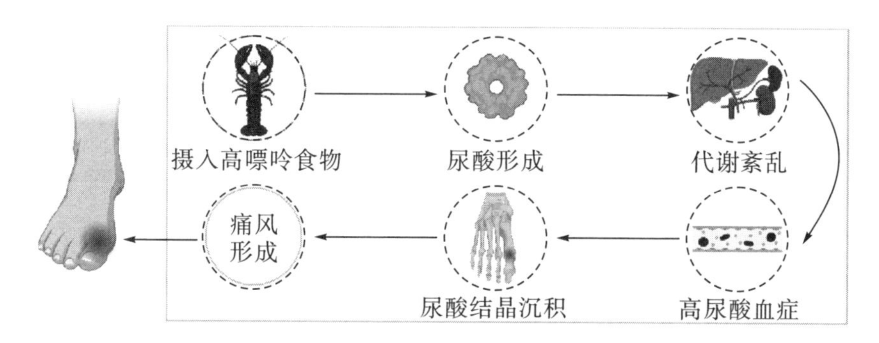

图 8.2　痛风的病理机制

高尿酸血症是痛风最重要的基础生化改变。高尿酸血症是指血清尿酸浓度超过了饱和浓度（6.8mg/dL）。尿酸是人体嘌呤代谢的产物。人体内的嘌呤中约有 80%是自身合成或由核酸降解而成的，另外约 20%来自摄入的饮食。尿酸主要通过肾脏排泄，经肾小球滤过、肾小管分泌和重吸收，最终排出体外。因此尿酸排泄减少可以导致高尿酸血症，比如尿酸通过肾小球滤过减少、肾小管分泌减少、重吸收增加等。尿酸生成增多也可以导致高尿酸血症，比如尿酸酶基因失活、尿酸合成过程中的关键酶基因缺陷等，都可以导致尿酸生成增多。高嘌呤饮食如啤酒、浓肉汤、动物内脏、沙丁鱼、海鲜、豆类等，会增加嘌呤摄入而进一步升高血尿酸浓度。血中尿酸浓度超过阈值后，会形成结晶析出，沉积在跖趾等处而引起痛风。

高尿酸血症和痛风与生活方式密切相关，所以健康生活方式是药物治疗的基础。体重增加是痛风的独立危险因素，降低体重有助于减轻痛风病情，降低痛风发作频率。建议痛风患者多摄入水果、蔬菜、坚果、低脂奶制品、全麦食物，限制钠的摄入量，限制含糖饮料、红肉和加工肉类的摄入。酒精摄入量越大，痛风发病风险越高。富含果糖的饮料和水果也会增加血尿酸水平，进而增加痛风发病风险。因此患者应少吃果糖含量高的水果，如葡萄、荔枝、龙眼、香蕉、芒果、甜瓜等。因为豆类的嘌呤含量与加工方式有关，不推荐也不限制豆类的摄入。患者应多饮水，每日尿量在2000mL以上，有利于血尿酸的排出。高尿酸血症和痛风是一种慢性全身性疾病，大部分痛风患者需要终身治疗，因此对高尿酸血症和痛风患者的教育非常重要。患者应了解血尿酸水平的影响因素，坚持长期控制血尿酸水平使之达标。患者还应了解本病可能的危害，定期筛查靶器官损害情况。

高尿酸血症和痛风患者应从低强度开始运动，中等强度运动是最佳的，剧烈运动可导致痛风发作，故而应避免剧烈运动。在运动期间或运动后适量饮水，可加速尿酸排出。但饮水应缓慢，不要快速大量饮水，这会加重肾脏负担。低温可导致痛风急性发作，因此应避免冷水浴或受寒。

参考文献

[1] 丁文龙，王海杰. 系统解剖学 [M]. 3版. 北京：人民卫生出版社，2015.

[2] 王庭槐. 生理学 [M]. 9版. 北京：人民卫生出版社，2018.

[3] 王建枝，钱睿哲. 病理生理学 [M]. 3版. 北京：人民卫生出版社，2015.

[4] 王辰，王建安. 内科学 [M]. 3版. 北京：人民卫生出版社，2015.

[5] 中华医学会骨质疏松和骨矿盐疾病分会. 原发性骨质疏松症诊疗指南（2022）[J]. 中国全科医学，2023，26（14）：1671－1691.

[6] COMPSTON JE，MCCLUNG MR，LESLIE WD. Osteoporosis [J]. Lancet，2019，393（10169）：364－376.

[7] 中华医学会内分泌学分会. 中国高尿酸血症与痛风诊疗指南（2019）[J]. 中华内分泌代谢杂志，2020，36（1）：1－13.

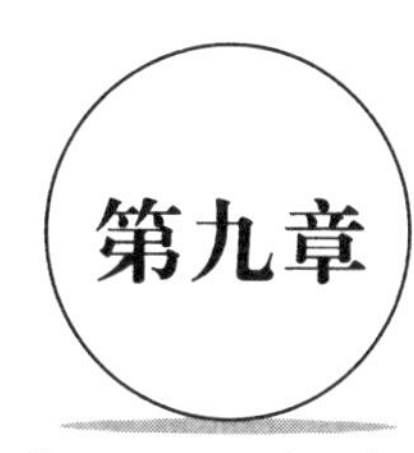

众病之王：癌症

【知识目标】了解肿瘤的分类、病程、发生发展和转移机制，熟悉常见致癌因素，掌握健康生活方式和肿瘤的预防办法。

【能力目标】能在日常生活中识别致癌因素，懂得预防癌症。

【育人目标】培养学生通过健康生活方式预防癌症的意识。

第一节　肿瘤概述

一、肿瘤的命名

大家听到癌症就瑟瑟发抖。癌症和肿瘤是一个意思吗？肿瘤（tumor）是指机体在各种致病因子作用下，细胞遗传物质改变，导致细胞异常增殖而形成的新生物。肿瘤细胞与正常细胞不同，具有自主或相对自主生长能力，当致病因子消失后依然能继续生长。肿瘤可以分为良性肿瘤和恶性肿瘤。良性肿瘤是指没有浸润和转移能力的肿瘤，通常有包膜或边界清楚，生长缓慢，肿瘤细胞分化程度高，对机体危害比较小。恶性肿瘤具有浸润和转移能力，通常无包膜，边界不清，生长迅速，向周围组织浸润性生长，肿瘤细胞分化程度低，具有异型性，对机体危害极大，常因复发、转移而导致患者死亡。恶性肿瘤可根据肿瘤细胞的异型性、浸润和转移能力，分为低度恶性肿瘤、中度恶性肿瘤和高度恶性肿瘤。癌症（cancer）则泛指一切恶性肿瘤。而癌（carcinoma）则特指上皮性恶性肿瘤，比如鳞状细胞癌、尿路上皮癌、腺癌等。原位癌（carcinoma in situ）又称浸润前癌，指细胞学上具有所有恶性特点，但尚未突破上皮基膜的肿瘤。浸润癌（invasive carcinoma）是突破基膜、侵犯到间质的上皮性恶性肿瘤，依据浸润程度再分为早期癌、中期癌、晚期（进展期）癌。肉瘤（sarcoma）则是指间叶组织来源的恶性肿瘤。淋巴瘤（lymphoma）则是一种主要累及淋巴结和（或）结外组织或器官，形成明显肿块的淋巴细胞恶性肿瘤，主要包括霍奇金淋巴瘤和非霍奇金淋巴瘤。白血病（leukemia）是主要累及骨髓和周围血液，不形成肿块的骨髓细胞或淋巴细胞及其前体的恶性肿瘤。母细胞瘤（blastoma）通常指组织学上相似于器官胚基组织形成的恶性肿瘤，如源自视网膜胚基的视网膜母细胞瘤。瘤样病变（tumor－like lesion）是非肿瘤性增生形成的瘤样肿块，缺乏自主生长能力，有自限性，如瘢痕疙瘩、骨化性肌炎、男性乳腺增生等。囊肿（cyst）是一种衬覆上皮、充满液体和腔隙形成的肿块，分为肿瘤性囊肿、先天性囊肿、寄生虫性囊肿、潴留性囊肿、种植性囊肿。癌前病变（precancerous lesion）是恶性肿瘤发生前的一个特殊阶段，如果去除致癌因素，则癌前病变可恢复至正常状态，但若致癌因素持续存在，癌前病变可演变成恶性肿瘤。癌前病变不是癌，也不是必然发展为癌。

二、癌症的全球流行病学特征

根据癌症领域顶级刊物 *CA：A Cancer Journal for Clinicians* 发表的国际癌症研究机构提供的 GLOBOCAN 2020 癌症数据，我们可以对全球的癌症流行病学特征有一个整体的认识。在 183 个国家中，癌症是 70 岁之前的首要死亡原因。在另外 23 个国家中，癌症排名第三或第四。总体而言，癌症是全世界各个国家和地区发病和死亡的主要原因，无论其发展水平如何。全球癌症的发病率和死亡率在迅速上升。2020 年，全球估计新增癌症病例 1930 万，癌症死亡病例 1000 万。

2020 年所有癌症病例的一半和 58.3%的癌症死亡病例发生在亚洲，亚洲人口占全球人口的 59.5%。欧洲人口占全球人口的 9.7%，但欧洲占全球癌症病例的 22.8%和癌症死亡病例的 19.6%。美洲则占全球癌症病例的 20.9%和癌症死亡病例的 14.2%。

前十大癌症类型占新诊断癌症病例的 60%以上，占癌症死亡病例的 70%以上。最常被诊断的癌症是乳腺癌（11.7%）、肺癌（11.4%）、结直肠癌（10.0%）、前列腺癌（7.3%）、胃癌（5.6%）。癌症死亡的主要原因是肺癌（18.0%）、结直肠癌（9.4%）、肝癌（8.3%）、胃癌（7.7%）、乳腺癌（6.9%）。男性中最常见和死亡率最高的癌症是肺癌，发病率其次的是前列腺癌和大肠癌，死亡率其次的是肝癌和大肠癌。女性中最常见和死亡率最高的癌症都是乳腺癌，发病率其次的是大肠癌和肺癌，死亡率其次的是肺癌和大肠癌。

2020 年全球所有癌症的发病率合计，男性为 222 人/10 万，女性为 186 人/10 万，男性发病率比女性高 19%。全球癌症总体死亡率的性别差距约是发病率的两倍，男性死亡率（120.8 例/10 万）比女性（84.2 例/10 万）约高 43%。部分原因可能在于癌症类型分布的差异。

乳腺癌已经成为全球第五大癌症死亡原因，占女性中四分之一的癌症病例和六分之一的癌症死亡病例。乳腺癌的发病率在159个国家中排名第一，死亡率在110个国家中排名第一。人类发展指数较高国家的乳腺癌高发病率可能源自生殖和激素危险因素的长期作用，如初潮年龄早、绝经年龄晚、初产年龄高、孩子数量少、母乳喂养少、更年期激素治疗、口服避孕药等。生活方式危险因素也与乳腺癌高度相关，如酒精摄入过量、体重超标、久坐少动等。

肺癌是2020年第二大最常诊断的癌症，是癌症死亡的主要原因，占癌症病例的十分之一和癌症死亡病例的五分之一。在男性中，肺癌是36个国家中最常诊断的癌症，是93个国家癌症死亡的主要原因。全球约三分之二的肺癌死亡归因于吸烟，有效控烟可很大程度地预防肺癌。得益于烟草控制措施，全球男性吸烟人数于2018年首次开始下降，女性吸烟人数则自2000年来持续下降。

如果2020年估计的发病率保持不变，则预计到2040年，全球将出现2840万癌症病例，比2020年增加47%。而且癌症负担在所有人类发展指数水平上都大幅增加。初级预防是控制癌症特别有效的方法，一半的癌症是可以预防的。因此，努力建立可持续的基础设施，传播有效的癌症预防措施，并提供癌症护理，对全球癌症控制非常重要。

三、我国的癌症流行病学特征

2000年以来，我国的癌症病例数、死亡人数、癌症粗发病率和死亡率逐渐上升。癌症是我国的首要死亡原因，2017年有221万人死于癌症，占全国死亡人数的24.85%。2022年我国新增癌症病例482万人，约321万癌症死亡病例。2022年我国最常见的前五种癌症是肺癌、结直肠癌、胃癌、肝癌、乳腺癌。导致癌症死亡的前五位原因是肺癌、肝癌、胃癌、食管癌、结直肠癌。25 岁以上成年人口规模的增加和人口老龄化是癌症死亡人数增加的主要决定因素。

我国男性最常见的癌症是肺癌，我国女性最常见的癌症是乳腺癌。男性人群中胃癌、肝癌、食管癌的发病率和死亡率近年来呈现下降趋势，但结直肠癌和前列腺癌的发病率显著上升。我国女性胃癌、肝癌、食管癌的发病率近年来逐渐下降，但其他常见癌症的发病率均在上升，尤其是甲状腺癌发病率急剧上升。

我国的癌症 5 年相对生存率从 2003—2005 年的 30.9% 上升到 2012—2015 年的 40.5%。我国 20 岁及以上成年人中约 45.2%的癌症死亡可归因于 23 个可以改变的危险因素。癌症一级预防的重点在于控制饮食、代谢、行为、环境因素和传染源，对于减轻我国癌症负担具有巨大潜力。按照个体危险因素，对男性而言，排首位的因素是吸烟，其次是乙型肝炎病毒感染、水果摄入量过少、饮酒、PM2.5 暴露；对女性而言，排首位的因素是水果摄入量过少、乙型肝炎病毒感染、吸烟、超重/肥胖、人乳头瘤病毒感染。这些危险因素在省份间有较大差异。从全国来看，可预防的癌症死亡的主要原因是男性主动吸烟和女性水果摄入量过低。除了 45.2%的癌症死亡可通过一级预防来预防，还可通过癌症筛查来预防癌症死亡。2005 年我国就在农村地区启动了癌症早诊早治工程。总体来说，吸烟、感染和不良饮食是导致癌症负担的最主要因素。人口快速老龄化和危险因素暴露的累积效应对我国的癌症预防提出新的挑战。我们应切实采取有效的一级预防策略和癌症筛查，减轻癌症负担，实现《“健康中国 2030”规划纲要》中的目标。

第二节 癌症的发病机制、预防和筛查

一、癌症的标志

瑞士洛桑联邦理工学院科学家道格拉斯·哈纳汗（Douglas Hanahan）和美国加州大学旧金山分校科学家罗伯特·温伯格（Robert·A. Weinberg）于2000年在《细胞》（*Cell*）发文“*The Hallmarks of Cancer*”，总结了癌症的六种标志，被引用超过37000次。2011年，两位教授对此领域进行更新，在《细胞》发文“*Hallmarks of Cancer*：*The Next Generation*”，将六种标志拓展为十种，被引用超过57000次。这一版本总结的十种癌症标志被广为接受，让我们一起来了解。

癌症的标志见图9.1。

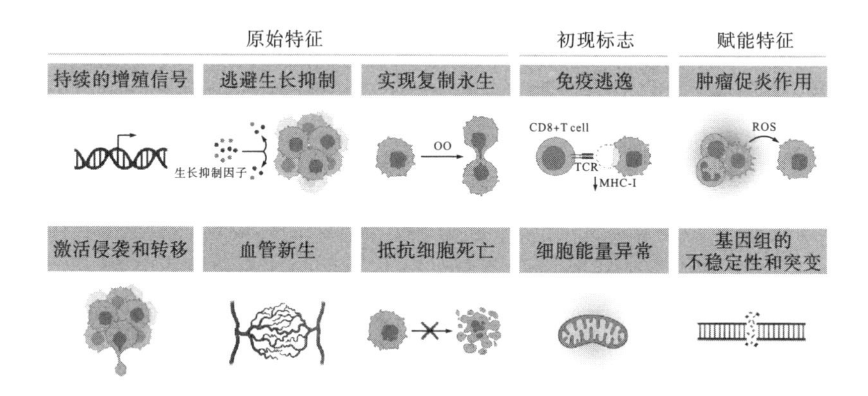

图9.1 癌症的标志

癌症的特征包括在癌症发展过程中获得六种生物学能力。这些生物学能力为促进癌症生长和转移提供独特且互补的能力。一是维持增殖信

号传导。癌细胞基本的特征就是其能维持慢性增殖的能力。正常细胞的促生长信号产生和释放是在控制下的，从而能维持细胞稳态和正常的组织结构功能。但癌细胞解除了对促生长信号的控制，从而具有了持续的增殖信号传导。二是对生长抑制信号不敏感，从而逃避生长抑制。癌细胞必须规避抑制生长的强大程序，比如肿瘤抑制基因的作用。三是癌细胞抵抗细胞死亡。细胞凋亡导致的程序性细胞死亡是癌症的天然屏障，癌细胞已进化出多种策略来规避或减弱细胞凋亡。四是癌细胞实现复制永生。癌细胞需要无限的复制潜力才能形成肉眼可见的肿瘤，而正常细胞只能经历有限数量的连续细胞生长和分裂周期。保护染色体末端的端粒是由多个串联六核苷酸重复序列组成的。非永生化细胞的端粒会逐渐缩短，端粒的长度决定其后代在端粒被大量侵蚀而失去保护之前可以连续传多少代细胞。端粒酶负责将端粒重复片段添加到端粒末端。癌细胞最终永生化可归因于其能够上调端粒酶活性，维持端粒足够的长度。五是诱导血管生成。癌细胞的快速复制需要大量的营养物质和氧气，也需要排出大量代谢废物和二氧化碳。癌症进展过程中，血管生成开关被激活并保持开启状态，不断生长出新的血管以支持不断长大的肿瘤。六是侵袭和转移被激活。从局部侵袭开始，癌细胞侵入附近的血管和淋巴管，通过血管和淋巴管抵达其他器官，再从管腔中逃逸，进入远端器官内形成癌细胞微转移灶，微转移灶再生长成肉眼可见的肿瘤。

癌症的标志是指其获得的使癌细胞能生存、增殖、传播的功能，以上功能是不同的肿瘤通过不同的机制在肿瘤发生过程的不同时间获得的。这些功能的获得需要两个赋能特征：一是癌细胞中基因组不稳定性发展，产生随机突变，包括染色体重排；二是肿瘤被免疫细胞密集浸润，出现明显炎症，肿瘤相关炎症可帮助初期肿瘤获得标志性能力，促进初期肿瘤进展为成熟的癌症。

癌细胞初现有两个标志：一是肿瘤代谢重编程。正常细胞在氧气充足的情况下，由葡萄糖转变而来的丙酮酸进入三羧酸循环产能，在缺氧时才进行糖酵解，转变为乳酸来产能。而癌细胞即使在氧气充足的情况下，也很大程度上依赖有氧糖酵解来产能。糖酵解产能的效率比氧化磷酸化低很多，但是糖酵解中间体可被转移到各种生物合成途径，促进组装新细胞所需的大分子和细胞器的生物合成。二是免疫逃避。正常状态下警觉的免疫系统会对细胞和组织保持持续监视，识别和清除绝大多数初期癌细胞，进而消除新生肿瘤。新生肿瘤会通过多种方式逃避免疫系统的监视和清除，或者限制免疫杀伤程度而逃避根除。

2022 年，哈纳汗教授在《癌症发现》（*Cancer Discovery*）杂志上发文“*Hallmarks of Cancer*：*New Dimensions*”，继续更新，将癌症的标志拓展到十四种。新增的四种是解锁表型可塑性、非突变表观遗传重编程、多态微生物组、细胞衰老。细胞分化的最终结果大多是抗增殖的，且是对肿瘤形成所必需的持续增殖的障碍。为了逃避终末分化状态，癌细胞解锁表型可塑性是至关重要的。非突变表观遗传重编程是涉及基因表达的纯表观遗传调节变化，是介导发育、分化、器官发生和肿瘤进展的核心机制。常驻于胃肠道、泌尿生殖系统等处的多态微生物组建立的生态系统对癌症有着深远影响，其多样性和变异性属于前沿研究领域。细胞衰老是增殖停滞的不可逆状态，细胞会发生形态和代谢变化，这一直被认为是抗肿瘤的保护机制。但是近年来的研究表明，衰老细胞会通过衰老相关分泌表型，以旁分泌的形式，影响附近的癌细胞，刺激肿瘤发生和恶性进展。

二、致癌因素

化学物质可能导致癌症。人们很早以前就发现伦敦扫烟囱的工人患阴囊癌的比例增高，化学和橡胶厂的工人膀胱癌的发生率明显增高。20 世纪初，煤焦油涂抹兔耳的实验证实了化学物质的致癌作用。进一步研究证明，化学致癌物（chemical carcinogen）与 DNA 的结合是化学致癌的关键。化学致癌物是指所有能引发癌症的化学物质，分为直接致癌物、间接致癌物、促癌物。直接致癌物进入机体后与细胞直接作用，不需代谢成别的物质就能直接诱导细胞癌变。间接致癌物则需要在体内代谢活化后才产生致癌作用。促癌物则指单独暴露无致癌作用，但可促进其他致癌物诱导的细胞癌变。2021 年 12 月，美国卫生与公众服务部发布了第 15 版致癌物报告。目前已知的、可合理预期的人类致癌物总数为 256 种。WHO 也颁布了致癌物清单，其中最值得注意的是烟草、酒精、黄曲霉素、槟榔等。

有直接证据的物理致癌因子包括电离辐射、紫外线、石棉等。电离辐射作用于细胞，导致 DNA 单链或双链断裂，引起细胞衰老和基因组不稳定性，进而致癌。紫外线主要来自太阳辐射，与人类皮肤癌相关。澳大利亚和新西兰因为大多数人肤色较浅，且普遍存在过度日晒，皮肤癌发病率较高。石棉因为其良好的耐磨、隔热等性能而广泛应用于建筑材料、绝热材料、密封材料。目前石棉致癌的主要途径是职业暴露。

微生物感染是生物致瘤的重要原因，约占整体肿瘤发生率的 20%。1908 年，科学家首次用无细胞滤液注射入鸡体内诱发白血病，证实了病毒与恶性肿瘤的关系。人类常见的致瘤微生物包括 EB 病毒、乙型肝炎病毒、丙型肝炎病毒、人乳头瘤病毒、幽门螺杆菌等。2003 年的诺贝尔奖授予巴里・马歇尔（Barry Marshall）和罗宾・沃伦（Robin Warren），表彰他们“发现了幽门螺杆菌以及该细菌对消化性溃疡的致病机制”。事实上，幽门螺杆菌不仅导致消化性溃疡，而且会导致胃癌。幽门螺杆菌是胃癌发生的环境因素中最重要的因素。占胃癌绝大多数的肠型胃癌的发生模式：正常胃黏膜→浅表胃黏膜→萎缩性胃炎→肠化生→异型增生→胃癌。幽门螺杆菌引起慢性活动性胃炎，在胃黏膜萎缩和肠化生中起重要作用，对肠型胃癌的发生发挥关键作用。目前认为幽门螺杆菌是胃癌最重要的可控危险因素。根除幽门螺杆菌可降低我国胃癌发生率，有效预防胃癌。

三、癌基因与抑癌基因

癌基因（oncogene）是通过其表达产物，在体外能引起正常细胞转化、在体内能引起癌症的一类基因。癌基因是首先在反转录病毒中被发现的，后来科学家发现，正常细胞的基因组中也存在与病毒癌基因相似的同源基因，其被称为原癌基因（proto-oncogene）。原癌基因本身没有促癌活性，但是其表达产物参与细胞增殖等重要生理过程，当细胞受到理化、生物等因素刺激时，原癌基因通过突变、扩增、重组等被激活为癌基因并引起肿瘤。人们已经发现了数百个癌基因，其中具有激酶活性的重要癌基因已经被开发为药物靶点，并据此研发抗肿瘤靶向药物。癌基因还可以用于肿瘤的诊断、判断预后和监测病情。

抑癌基因（tumor suppressor gene）通过其表达产物，抑制细胞增殖或促进细胞凋亡。抑癌基因的失活与原癌基因的激活一样，能促进肿瘤形成。但癌基因的作用往往是显性的，抑癌基因的作用是隐性的。乳腺癌早期发病基因 1（breast cancer 1，*BRCA*1）是家族型乳腺癌相关抑癌基因。正常的 *BRCA*1 可形成二聚体而发挥泛素酶功能，参与 DNA 损伤修复等。*BRCA*1 突变后，其编码的蛋白功能异常。携带此突变的女性患乳腺癌和卵巢癌的风险显著高于不携带此突变的普通女性，且多在年轻时发病。因此，近年来 *BRCA*1 已经被作为有乳腺癌家族史的女性患者常规测序基因。

四、肿瘤的侵袭与转移

侵袭（invasion）和转移（metastases）是恶性肿瘤致命的最主要的生物学特性。侵袭是指肿瘤细胞通过多种方式破坏周围正常的组织结构，脱离原发肿瘤，侵入周围组织及其间隙的过程。侵袭是恶性肿瘤发生远处转移的前提，但部分良性肿瘤也有一定的浸润特性。转移是指恶性肿瘤细胞脱离原发部位，通过各种途径到达与原发部位不连续的组织继续增殖生长，并长成与原发肿瘤同样病理性质的继发肿瘤的过程。局部侵袭会影响正常组织器官的功能，远处转移则常意味着肿瘤进入晚期。

转移的主要途径是血行转移、淋巴道转移和种植转移。侵袭和转移是一个复杂过程，包括多个环节。首先是肿瘤初始生长，然后启动进展，肿瘤无序增殖，血管生成，局部组织、血管、淋巴管发生浸润，进入循环中的肿瘤细胞外侵突破血管，在继发部位形成克隆生长，逃避宿主监控。肿瘤细胞和肿瘤间质细胞相互作用形成肿瘤微环境（tumor microenvironment），主要包括胶原、糖蛋白、生长因子、多糖等成分，以及基质细胞、成纤维细胞、内皮细胞、免疫细胞等。肿瘤发生发展、侵袭转移都与肿瘤微环境有关。肿瘤能够持久成瘤有赖于其中小部分细胞，其具有与干细胞相似的自我更新、多向分化和自我生长调控能力，被称为肿瘤干细胞，是肿瘤侵袭和转移的“种子”。肿瘤新生血管是肿瘤细胞增殖以及肿瘤侵袭、转移的必要条件。当循环中的肿瘤细胞发现合适的组织器官的基质环境，也就是合适的“土壤”的时候，就会在此定植并形成继发肿瘤。这就是肿瘤转移的“种子与土壤学说”。

五、癌症的预防和筛查

WHO 指出，“癌症中三分之一是可以预防的，三分之一是可以治愈的，三分之一的患者经过积极治疗可以延长寿命”。癌症的一级预防是指病因预防，以及科普致癌因素，通过疫苗、改变生活方式等方法，减少癌症的发生。二级预防则是指癌症的早发现、早诊断、早治疗，这就需要癌症筛查。筛查是早期发现肿瘤、提高治愈率、延长寿命、降低死亡率的重要手段之一。三级预防则是指诊断后的康复，提高生存质量，延长生命。

我们从可控的癌症危险因素入手，就能降低癌症发生率。首要危险因素是吸烟。烟草烟雾中的致癌物质诱导 DNA 突变，吸烟已经被认定会增加罹患包括肺癌在内的 15 种以上癌症的风险。国际癌症研究机构也得出结论，被动吸烟具有致癌性。二手烟暴露没有所谓的“安全水平”，排风扇、空调等无法完全避免非吸烟者吸入二手烟。室内完全禁止吸烟是避免二手烟危害的唯一有效方法。根据国家卫生健康委员会发布的《中国吸烟危害健康报告 2020》的数据，我国吸烟人数超过 3 亿，2018 年中国 15 岁以上人群吸烟率为 26.6%，其中男性吸烟率为 50.5%。我国每年 100 多万人因烟草失去生命，如果不采取有效行动，预计到 2030 年将增至每年 200 万人，到 2050 年增至每年 300 万人。超过一半的中国人群暴露于二手烟。值得注意的是，青少年吸烟率近年来稳步上升，开始吸烟的年龄在下降。

酒精也具有很强的致癌性，会增加食管癌、乳腺癌、结直肠癌、胃癌、肝癌和口腔癌的风险。减少饮酒被 WHO 列为控制非传染性疾病的最佳措施之一。

不合理饮食是癌症的一个重要危险因素。摄入更多的膳食纤维和全谷物可以预防结直肠癌。膳食纤维已经被视作人体重要的营养素，水溶性膳食纤维主要来自燕麦、大麦、豆类等，非水溶性膳食纤维主要来自小麦糠、芹菜、果皮、根茎蔬菜等。膳食纤维可调节体内肠道菌群，其发酵产物可以抗增殖。红肉是指牛肉、小牛肉、猪肉、羔羊肉、山羊肉、马肉等富含血红素铁的肉类，摄入量过多会增加结直肠癌的发病风险。加工肉类则含有大量脂肪和血红素铁，在高温烹饪中生成杂环胺和多环芳烃，摄入过量可增加结直肠癌的发病风险。腌制品摄入多会增加胃癌的发病风险。蔬菜、水果中的膳食纤维、矿物质、酚类、吲哚等则有抗增殖作用，还有助于控制体重，直接和间接抗癌。

体力活动缺乏是癌症的另一个重要危险因素。体力活动可以有效降低乳腺癌、结肠癌、子宫内膜癌的发病率，这有充足的数据支持。由体力活动不足导致的癌症死亡人数近年来增加了约 1.5 倍。

人乳头瘤病毒可以通过疫苗预防，宫颈癌也因此被认为是可预防的癌症之一。目前我国人乳头瘤病毒疫苗的使用率还较低。乙型肝炎疫苗接种在我国开展更早一些，有助于降低肝癌的发生率。此外，幽门螺杆菌的根除等也很重要。

减少空气污染，减少致癌物的职业接触，都有助于降低癌症发生率。

如果身体出现以下情况，就应该作为肿瘤早期征兆，去医院进行防癌体检。这些情况是：可触及的硬结，疣或黑痣发生明显变化，持续性消化不正常，持续性嘶哑、干咳及吞咽困难，月经不正常出血或月经期外出血，鼻、耳、膀胱等不明原因出血或便血，不愈合的伤口或不消的肿胀，不明原因的体重降低。

癌症可防可筛，根据自身情况参加癌症早期筛查，可以帮助我们远离癌症威胁。

参考文献

[1] 魏于全，赫捷. 肿瘤学 [M]. 2版. 北京：人民卫生出版社，2015.

[2] SUNG H，FERLAY J，SIEGEL R L，et al. Global Cancer Statistics 2020：Globocan estimates of incidence and mortality worldwide for 36 cancers in 185 countries [J]. CA：A Cancer Journal for Clinicians，2021，71（3）：209－249.

[3] XIA C，DONG X，LI H，et al. Cancer statistics in China and United States，2022：profiles，trends，and determinants [J]. Chinese Medical Journal（Engl），2022，135（5）：584－590.

[4] CHEN W，XIA C，ZHENG R，et al. Disparities by province，age，and sex in site－specific cancer burden attributable to 23 potentially modifiable risk factors in China：a comparative risk assessment [J]. Lancet Global Health，2019，7（2）：e257－e269.

[5] HANAHAN D，WEINBERG R A. The hallmarks of cancer [J]. Cell，2000，100（1）：57－70.

[6] HANAHAN D，WEINBERG R A. Hallmarks of cancer：the next generation [J]. Cell，2011，144（5）：646－674.

[7] HANAHAN D. Hallmarks of cancer：new dimensions [J]. Cancer Discovery，2022，12（1）：31－46.

[8] 国家消化系疾病临床医学研究中心（上海），国家消化道早癌防治中心联盟（GECA），中华医学会消化病学分会幽门螺杆菌学组，等. 中国幽门螺杆菌根除与胃癌防控的专家共识意见（2019年，上海）[J]. 中华消化杂志，2019，39（5）：310－316.

[9] SUN D，LI H，CAO M，et al. Cancer burden in China：trends，risk factors and prevention [J]. Cancer Biology & Medicine，2020，17（4）：879－895.

[10] 支修益，田艳涛，陈万青，等. 中国抗癌协会癌症筛查科普指南 [M]. 天津：天津大学出版社，2022.

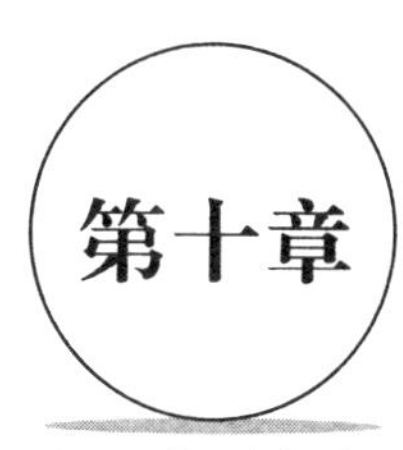

第十章 末雨绸缪：生命的尊严、疾病预防与姑息

【知识目标】了解影响健康的主要因素，熟悉生活行为方式对健康的重大作用。

【能力目标】能知晓和鉴别对健康有益的行为，并能教育自身和周围人养成良好的生活习惯。

【育人目标】培养学生保健意识。

第一节　健康生活方式

不论是代谢性疾病还是呼吸道疾病，或者是令人闻之色变的癌症，都与生活方式密切相关。健康生活方式是预防疾病的首要条件。

一、合理膳食

2022 年 4 月，中国营养学会修订的《中国居民膳食指南（2022）》发布。膳食指南是国家实施《健康中国行动（2019—2030 年）》和《国民营养计划（2017—2030 年）》的重要技术支撑，在 1989 年第一版之后，于1997年、2007年、2016年三次修订。居民膳食指南是根据营养科学原则和当地群众健康需要，结合当地食物供应及人群生活实践，由政府或权威机构研究并提出的食物选择和身体活动的指导意见。让我们一起来学习如何通过平衡膳食改变营养健康状况，预防慢性病，增强健康素质。

《中国居民膳食指南（2022）》提出了八条膳食准则。第一条是食物多样，合理搭配。坚持谷类为主的平衡膳食模式，每天的膳食应包括谷薯类、蔬菜水果、畜禽鱼、蛋奶、豆类，每天摄入12种以上食物，每天摄入谷类200～300g（包含全谷物和杂豆类50～150g）和薯类50～100g，每周摄入25种以上食物。第二条是吃动平衡，健康体重。我国成年居民的BMI应维持在18.5～23.9kg/m^2，65岁以上老年人的BMI应维持在20.0～26.9kg/m^2。应加强主动性运动，如有氧运动、抗阻运动、柔韧性运动和平衡运动，最好兼顾不同类型的运动。各年龄段的人应食不过量，坚持运动，保持健康体重。每周进行至少5天中等强度身体活动，累计150分钟以上，最好每天行走6000步。每周2～3天适当进行高强度有氧运动，加强抗阻运动。减少久坐时间。第三条是多吃蔬果、奶类、全谷物和豆制品。这些食物是多种维生素、矿物质、优质蛋白质、膳食纤维的重要来源。餐餐有蔬菜，每天摄入蔬菜量不少于300g，深色蔬菜占二分之一。每天吃200～350g新鲜水果，果汁不能代替鲜果。第四条是适量吃鱼、禽、蛋、瘦肉，平均每天120～200g。每周吃鱼2次或300～500g，蛋300～350g，畜禽肉300～500g，少吃深加工肉类，少吃肥肉、烟熏和腌制肉制品，优先选择鱼肉。第五条是少盐少油，控糖限酒。培养清淡的饮食习惯，少吃高盐和油炸食品，成年人每天摄入食盐不超过5g，烹调油25～30g。控制添加糖的摄入，最好在25g以下。控制反式脂肪酸摄入量，每天不超过2g。少喝或不喝含糖饮料。成年人每天摄入的酒精量不超过15g。特定职业或特殊状况人群应控制饮酒，儿童、青少年、孕妇、哺乳期妇女、慢性病患者不应饮酒。第六条是规律进餐，足量饮水。一日三餐，两餐间隔以4～6小时为宜，定时定量，每天吃早餐。不暴饮暴食、不偏食挑食、不过度节食。足量饮水，少量多次，成年男性每天饮水1700mL，成年女性每天饮水1500mL，最好喝白水或茶水，不用饮料代替白水。第七条是会烹会选，会看标签。学会认识食物，选择新鲜的、营养素密度高的食物。配料表是了解食品原料、判断食品组成的主要方法。学会阅读食品标签，合理选择预包装食品。学习烹饪，在外就餐不忘适量与平衡。第八条是公筷分餐，杜绝浪费。分餐制让每个人的餐具相对独立，或使用公筷公勺，可有效减少经唾液传播的传染性疾病的发生，还有利于控制进食量，实现均衡营养。应选择新鲜卫生的食物，不食用野生动物。食物制备时生熟分开，熟食二次加热要热透。珍惜食物，按需备餐，杜绝浪费。

《中国居民膳食指南（2022）》还提出了“东方健康膳食模式”。我国东南沿海一带，如浙江、上海、江苏、福建、广东的膳食模式，具有自己的特点：蔬菜、水果丰富，常吃鱼虾等水产品、豆制品和奶制品，烹调清淡少盐。这些地区的居民高血压和心血管疾病的发病率和死亡率都较低，这一膳食模式可发挥健康示范作用。

有几个具体问题需要注意：果汁不但不能取代新鲜水果，而且还有很多危害。很多果汁饮料并不是新鲜水果榨汁得到的，而是用人造果糖勾兑的。鲜榨果汁仅仅保留了新鲜水果中的水分、大量的果糖和部分维生素，但大量的膳食纤维、维生素和矿物质都被丢弃了。而且鲜榨果汁的含糖量特别高，对代谢稳态的扰动很大。吃一颗苹果的时候，需要花费时间咀嚼和吞咽，所含的糖分会被缓慢吸收，所含的膳食纤维能产生饱腹感。而喝一杯鲜榨苹果汁的时候，两三个苹果所含的果糖会迅速被摄入，快速提高血糖，给代谢造成很大负担，且并不提供饱腹感，可能会让人吃得更多。大部分果汁呈酸性，会破坏牙釉质的超微结构，其中的果糖在细菌作用下发酵产酸，加速破坏口腔健康。基于此，加拿大膳食指南已经将果汁列入黑名单。

含糖饮料的危害可能超乎人们的想象。含糖饮料是指含糖量在5%以上的饮料，其中的碳水化合物均为添加糖，常见的有白砂糖、果糖、蔗糖、果葡糖浆等。《中国居民膳食指南（2022）》提出“控制添加糖的摄入，最好在25g以下”，而一瓶500mL的常见含糖饮料中的添加糖含量基本都在40g以上。含糖饮料会迅速升高血糖，增加肥胖、脂肪肝、痛风等的发病率，还会增加龋齿的发病风险。全球已有数十个国家对含糖饮料征税，这种税常被称为糖税，希望借此减少含糖饮料的摄入，减轻代谢性疾病负担，减轻国民健康保险的压力。

牛奶富含蛋白质和钙，有益于身体健康。但我们在超市买到的一定是有益于健康的牛奶吗？超市中买到的不只牛奶，还有乳制品。乳制品是以生鲜牛（羊）乳及其制品为主要原料，经加工而成的各种产品，包括液体乳（杀菌乳、灭菌乳、酸牛乳、配方乳等）、乳粉（全脂乳粉、脱脂乳粉、全脂加糖乳粉、调味乳粉、婴幼儿配方乳粉、其他配方乳粉等）、炼乳（全脂无糖炼乳、全脂加糖炼乳、调味炼乳、配方炼乳等）、乳脂肪（稀奶油、奶油、无水奶油等）、干酪（原制干酪、再制干酪等）、乳冰激凌（乳冰等）、其他乳制品类（干酪素、乳糖、奶片、乳清粉、浓缩乳清蛋白等）。液体乳是中国消费者选择的主要乳制品。除了乳制品，我们在超市中还能买到含乳饮料。含乳饮料是指以乳或乳制品为原料，加入水或适当辅料配制或发酵而成的饮料制品，主要分为配制型含乳饮料、发酵型含乳饮料、乳酸菌饮料。这些产品的营养数据是不同的，以最主要的蛋白质含量要求为例，纯牛奶、纯酸奶的蛋白质含量不低于2.8%，调味牛乳、调味酸牛乳、果料酸牛乳的蛋白质含量不低于2.3%，乳饮料、乳酸菌饮料的蛋白质含量不低于1%。含乳饮料不等于牛奶，蛋白质含量比牛奶低，糖含量高，长期饮用弊大于利。所以选购时一定要认真阅读产品标签，区分清楚牛奶和含乳饮料。

二、健康体重

随着科技发展和社会进步，近几十年来全球超重/肥胖人数迅速增加，并逐渐向年轻化发展，已经成为严重影响人类健康的主要公共卫生问题。2016年全球18岁以上人口中，有19亿人超重，其中超过6.5亿人肥胖。《中国居民营养与慢性病状况报告（2020年）》的数据显示，我国超过一半成人超重/肥胖。尤其值得注意的是，6岁以下儿童和6～17岁青少年的超重率和肥胖率分别为19.0%和10.4%。超重/肥胖不仅增加多种代谢性疾病的发病率，与多种肿瘤的发生密切相关，还会影响心理健康。因此超重/肥胖应该被作为疾病看待和认真纠正。按照《中国超重/肥胖医学营养治疗指南（2021）》，对超重/肥胖成年人推荐进行全生活方式管理，具体指的是对超重/肥胖者同时实施多种生活方式干预策略，即饮食管理、体育锻炼、行为干预三管齐下。实验数据表明，全生活方式管理的减重效果优于单纯饮食干预或运动干预，且能为超重/肥胖者带来更多健康效应。可在医学专业人员指导下采用限能量饮食（calorie restriction diet）、高蛋白饮食、低碳水化合物饮食、间歇性能量限制、低血糖指数饮食等多种饮食模式，或代餐食品减重。关注微量元素的摄入是否足够。肠道微生态也对肥胖发挥作用，需要关注肠道菌群情况。限能量饮食是指在目标能量摄入基础上每日减少摄入500～1000kcal，或减少三分之一总能量摄入。但是要注意，不推荐儿童和青少年以降低体重为目的长期实行低碳水化合物饮食。

营养教育能让更多人了解食物对健康的影响，督促个体自觉采用有益健康的食物和健康生活方式，从而降低体重。营养教育还能带来其他代谢收益，显著改善个体的社会心理指标。

医学营养减重还可以辅以行为辅导，即运用心理学和健康行为学原理，塑造良好的个体健康行为，纠正不良生活方式。医学营养减重除了关注体重和空腹血糖等代谢指标，也很关注膳食依从性行为指标。对所有的医学减重者都应给予行为辅导，可以预防复重。

对于 BMI 大于或等于 $28kg/m^2$，经过 3 个月生活方式干预仍不能减重 5%者，或 BMI 大于或等于 $24kg/m^2$ 且合并高血压、高血糖、血脂异常、非酒精性脂肪性肝病、睡眠呼吸暂停综合征等相关并发症之一者，建议在生活方式和行为干预的基础上，应用药物减重。

三、身体活动

由国家卫生健康委员会疾病预防控制局指导，中国疾病预防控制中心和国家体育总局体育科学研究所牵头编制的《中国人群身体活动指南(2021)》发布后，引起了很大反响。身体活动（physical activity）指骨骼肌收缩引起能量消耗的所有类型的活动，可分为四大类：职业性活动、交通出行、家务劳动、休闲活动。职业性活动：老师站在讲台上讲课，工厂的工人在操作机器时需要在机器间行走等。交通出行：步行去某地吃饭，骑自行车去上班等。家务劳动就更多了，比如擦洗窗户、擦洗地板等。休闲活动：周末去打球、爬山、跑步、游泳等。所以身体活动和运动、体力活动、锻炼等概念不同。缺乏身体活动已经成为全球造成死亡的主要原因。因此充足和积极的身体活动是保证人体健康的基石。身体活动不足可以和其他不良生活方式如高热量饮食、高盐饮食等协同，增加糖尿病、高血压、血脂异常等慢性病的发病风险。身体活动不足还会影响睡眠质量和心理健康，对生活质量有重要影响。

国家卫生健康委员会于2011年发布了《中国成人身体活动指南(试行)》，提出“日行一万步、吃动两平衡、健康一辈子”“管住嘴、迈开腿”等口号，群众的身体活动意识明显得到加强。2017年，国家卫生健康委员会又联合国家体育总局等五部门启动了以“三减三健”为主题的全民健康生活方式行动。“三减三健”指减油、减盐、减糖，健康口腔、健康体重、健康骨骼。健康体重和健康骨骼都与身体活动分不开。《中国人群身体活动指南（2021）》由总则以及2岁及以下儿童、3～5岁儿童、6～17岁儿童青少年、18～64岁成年人、65岁及以上老年人、慢性病患者等六个人群的指南构成。总则包括以下四条：①动则有益、多动更好、适度量力、贵在坚持；②减少静态行为，每天保持身体活跃状态；③身体活动达到推荐量；④安全地进行身体活动。针对18～64岁成年人，提出了具体运动量的要求：每周进行150～300分钟中等强度或75～150分钟高强度有氧活动，或等量的中等强度和高强度有氧活动组合；每周至少进行2天肌肉力量训练；保持日常身体活动，并增加活动量。

据此，我们首先要在日常生活中增加身体活动的活动量，比如，多做家务，能爬楼梯就不要坐电梯，能走路就不要坐车，如果是日常坐着工作的人，每小时要记得站起来走动走动，避免久坐不动。其次增加运动锻炼的种类和数量，有氧运动、抗阻运动、柔韧性运动等搭配着做，保证足够的运动量。日常可以进行的有氧运动有快走、慢跑、骑单车、跳绳、爬山、爬楼梯、游泳等，用健身房里的椭圆机、划船机训练也是很好的有氧运动，有氧运动可以增强心肺功能。抗阻运动又叫力量训练，是肌肉在缺氧状态下短时间快速收缩进行的剧烈运动，如引体向上、举重、深蹲、俯卧撑等，对骨骼肌肉特别有益。柔韧性运动指的是一系列关节运动，可以拉伸肌肉，改善柔韧性，如通过“一字马”、弓步下压、弯腰摸脚等动作进行拉伸，改善身体姿态和灵活性，更好地提供运动保护。这些运动都能改善我们的情绪，帮助我们维持心理健康，抵御各种心理疾病。

第二节　心理健康

一、我国国民心理健康现状

根据世界经济论坛发布的《2022 年全球风险报告》（*The Global Risks Report* 2022)，心理健康风险上升为全球十大风险之一。我国长期以来一直非常关心心理健康，对心理健康事业的投入也在不断加大。2022 年 4 月，国务院办公厅印发《“十四五”国民健康规划》，将心理健康明确纳入发展目标，提出到 2025 年，“心理相关疾病发生的上升趋势减缓，严重精神障碍、职业病得到有效控制”。

2023 年，《心理健康蓝皮书：中国国民心理健康发展报告（2021～2022)》正式发布，描述了 2022 年国民心理健康现状与趋势和国民对心理健康服务的需求，提出了维护和促进国民心理健康的对策和建议。

《心理健康蓝皮书：中国国民心理健康发展报告（2021～2022)》提出，我国国民抑郁检出率平均为 10.6%，焦虑检出率平均为 15.8%。2022 年检出的数据低于 2020 年调查的数据。抑郁和焦虑的影响因素高度相似。首要影响因素是年龄和收入。青年群体、低收入群体面临的心理健康风险较高，抑郁和焦虑风险高于其他群体。失业/无业人群的抑郁风险约为其他职业人群的 3 倍以上。自我认识是心理健康的一个核心维度，不同职业人群之间差异最大的维度是自我认识，提示职业身份对自我积极评价具有重要影响。抑郁检出率随着朋友支持的增多而递减，缺乏朋友支持的时候抑郁检出率为 32.3%，远高于平均水平（10.6%）。已婚群体的抑郁风险最低（5.7%），未婚无对象群体的抑郁风险最高（23.6%），提示亲密关系的支持对心理健康具有保护作用。每周运动频率为 0 次的人群的抑郁检出率（22.6%）远高于其他组别，每周运动 1 次的人群抑郁检出率为 12.1%，每周运动 2 次的人群抑郁检出率为 7.3%，每周运动3 次的人群抑郁检出率为 6.1%，每周运动 4 次及以上人群抑郁检出率为 5.1%。随着每周运动频率的增加，抑郁风险检出率逐渐降低。适度午睡对心理健康具有保护作用，不午睡组别的抑郁检出率最高（18.5%），午睡时间 30～60 分钟组别的抑郁风险最低（7.4%）。当主观评定的疲劳感在 7 及以上时，抑郁检出率快速升高，提示存在中重度疲劳感可能是抑郁的指征，强烈的疲劳感可能是负面情绪导致的。

《心理健康蓝皮书：中国国民心理健康发展报告（2021～2022）》提出了以下建议：继续提高心理健康服务的可及性和规范性；推动心理体检的广泛开展；关注低收入群体与失业/无业群体；关注和支持青年群体；关注工作倦怠，加强职业指导；加强倡导和支持健康生活方式。

二、关注大学生心理健康

大学阶段是个体发展、身心成长、知识能力提升和健康素养培养的关键时期，大学生也经历着从青春期向成年早期的过渡。国家高度重视大学生的心理健康。2021 年 7 月，教育部办公厅印发《关于加强学生心理健康管理工作的通知》，要求“进一步提高学生心理健康工作针对性和有效性，切实加强专业支撑和科学管理，着力提升学生心理健康素养”。

《2022年大学生心理健康状况调查报告》数据显示，有16.54％的学生存在轻度抑郁风险，4.94％的学生存在重度抑郁风险。男生中存在抑郁风险的比例（轻度抑郁16.87％，重度抑郁6.40％）略高于女生（轻度抑郁16.36％，重度抑郁4.14％）。有38.26％的学生存在轻度焦虑风险，4.65％的学生存在中度焦虑风险，2.37％的学生存在重度焦虑风险。男生中存在焦虑风险的比例（轻度焦虑34.71％，中度焦虑5.02％，重度焦虑3.24％）略低于女生（轻度焦虑40.21％，中度焦虑4.44％，重度焦虑1.89％）。倾向于对自己生活满意的人数占74.10％，倾向于不满意的人数占8.66％，可见超过七成大学生对自己的生活较为满意。

大学生可以从以下因素入手提高自己的心理健康水平。首先是睡眠，自我报告的睡眠质量与抑郁关系密切，报告睡眠质量非常差的学生的抑郁和焦虑得分最高，报告睡眠质量非常好的学生的抑郁和焦虑得分最低。因此大学生应规律作息，保障充足的睡眠时间，提升睡眠质量。高压力组的抑郁检出风险最高，焦虑检出风险类似。大学生报告的主要压力源为“学业负担重”“长期离家想念家人”“不知道自己适合什么工作”。压力是影响心理健康的风险因素，需要关注大学生的压力源，采取针对性的缓解压力的措施。较高的无聊得分与更高水平的抑郁和焦虑相关，低无聊组的抑郁和焦虑水平最低，高无聊组的抑郁和焦虑水平最高。无聊可能是大学生心理健康的风险因素，大学生应积极参加各类活动，丰富课余生活，寻找生活的意义。大学生的学业状况也与心理健康有关，未来规划和学业效能感对心理健康水平有影响。学业效能感是学生对自己能否成功掌握学业知识的信念，高学业效能感组的抑郁和焦虑水平最低，低学业效能感组的抑郁和焦虑水平最高。大学生对自己的学习能力越有信心，越有可能选择继续深造，心理健康状况越好。想脱单大学生的抑郁得分最高，其次是不想脱单大学生，最低的是恋爱中的大学生。想脱单大学生的焦虑得分最高，其次是恋爱中的大学生，最低的是不想脱单的大学生。

《心理健康蓝皮书：中国国民心理健康发展报告（2021～2022）》提出对策建议以提高大学生的心理健康水平。首先是加强心理健康智能筛查体系建设，提高危机应对能力。其次是大力倡导健康生活方式，培养“健身健心”的科学理念。再次是加强职业生涯规划教育，完善就业升学指导体系。最后是加强恋爱心理健康教育，培养正确的婚恋观。

2023 年 4 月，教育部等十七部门印发《全面加强和改进新时代学生心理健康工作专项行动计划（2023—2025 年）》的通知，提出全面加强和改进新时代学生心理健康工作，提升学生心理健康素养。主要任务：五育并举促进心理健康，加强心理健康教育，规范心理健康监测，完善心理预警干预，建设和强化心理人才队伍，支持心理健康科研，优化社会心理服务，营造健康成长环境。

第三节　姑息治疗与安宁疗护

一、姑息治疗与安宁疗护的定义

随着医学的进步和社会发展，居民的平均寿命有了极大提高，但与此同时，带病生存的慢性非感染性疾病和老年退行性疾病患者数量不断增加。这些患者在经过临床专科治疗后，确认无法治愈或病情不断进展时，患者承受着由病情和治疗产生的各种躯体和精神上的痛苦，严重影响生活质量和终末期的尊严，也给患者家庭带来沉重负担。姑息治疗与安宁疗护是以多学科协作模式减轻患者痛苦，提高生活质量，帮助患者舒适、有尊严地离世。姑息治疗与安宁疗护适用于现代医学已经无法治愈且伴有躯体和（或）精神症状、严重影响生活质量的疾病终末期和临终期患者，同时也为患者家属和照护者提供整体关怀。

二、姑息治疗与安宁疗护的特点

姑息治疗与安宁疗护具有以下特点：提供缓解疼痛及控制其他痛苦症状如水肿、瘙痒的临床医疗服务，评估和治疗各种引起痛苦的并发症；尊重生命，将死亡看作生命的自然过程；既不加速死亡，也不采用过度医疗手段拖延死亡；对患者的精神、心理、心灵提供全面照护；提供系统支持，提高患者生活质量，干预疾病过程，帮助患者及家属面对死亡；通过团队协作模式为患者及家属提供支持，必要的情况下提供居丧辅导。

我们可以看出，姑息治疗的宗旨是为患者和家庭提供全面照护，而非单纯的疾病治疗，关注的中心是人而不是疾病。安宁疗护是姑息治疗终末期的重要组成部分，服务于临终患者及家属，在不刻意缩短患者生存时间的前提下，尽量提高患者临终过程中的舒适度和确保其尊严。姑息治疗在疾病早期即可进行，贯穿治疗全过程；而安宁疗护一般服务于临终期患者。预生存期超过一年及以上的患者适合接受姑息治疗，预生存期不超过 6 个月或一年的患者适合接受安宁疗护。

在姑息治疗发展初期，主要关注的是恶性肿瘤晚期的患者，但是随着姑息治疗的发展，非恶性、不可治愈的疾病患者如终末期肾病、冠心病末期、阿尔茨海默病、帕金森病的患者的需求越来越大，他们的需求已经远远超过了恶性肿瘤晚期患者。

安宁疗护中心是为疾病终末期患者提供安宁疗护的医疗机构，主要内容包括疼痛及其他症状控制、舒适照护、心理精神及社会支持等。2023年国家卫生健康委员会已经在全国范围内开展了第三批安宁疗护试点工作，目前三批国家级安宁疗护试点已经覆盖全国185个市（区）。而且明确要求，到2025年，在每个国家安宁疗护试点市（区），每个县（市、区）至少设立1个安宁疗护病区，在有条件的社区卫生服务中心和乡镇卫生院设立安宁疗护病床，建立覆盖试点地区全域、城乡兼顾的安宁疗护服务体系。

参考文献

[1]《营养学报》编辑部.《中国居民膳食指南（2022）》在京发布［J］. 营养学报，2022，44（6）：521－522.

[2] 中国医疗保健国际交流促进会营养与代谢管理分会，中国营养学会临床营养分会，中华医学会糖尿病学分会，等. 中国超重/肥胖医学营养治疗指南（2021）［J/OL］. 中国医学前沿杂志（电子版），2021，13（11）：1－55.

[3]《中国人群身体活动指南》编写委员会，赵文华，李可基. 中国人群身体活动指南（2021）［J］. 中国慢性病预防与控制，2022，30（1）：1－2.

[4] 傅小兰，张侃，陈雪峰，等. 心理健康蓝皮书：中国国民心理健康发展报告（2021～2022）［M］. 北京：社会科学文献出版社，2023.

[5] 海峡两岸医药卫生交流协会全科医学分会，祝墡珠，李玲，等. 姑息治疗与安宁疗护基本用药指南［J］. 中国全科医学，2021，24（14）：1717－1734.

[6] 张青青，王文超，顾莺. 成人安宁疗护相关临床实践指南的内容分析［J］. 护理学杂志，2022，37（9）：99－102，110.

[7]《中西医结合护理（中英文）》编委会. 解读"安宁疗护中心基本标准、管理规范及安宁疗护实践指南"［J］. 中西医结合护理（中英文），2017，3（2）：154.

图书在版编目（CIP）数据

生命的坚韧 ：人类与疾病的博弈 / 高祥，孙晓东主编．— 成都 ：四川大学出版社，2024.1
（明远通识文库）
ISBN 978-7-5690-6681-4

Ⅰ．①生… Ⅱ．①高… ②孙… Ⅲ．①常见病—诊疗—教材 Ⅳ．①R4

中国国家版本馆 CIP 数据核字（2024）第 034478 号

书　　名：生命的坚韧：人类与疾病的博弈
　　　　　Shengming de Jianren: Renlei yu Jibing de Boyi
主　　编：高　祥　孙晓东
丛 书 名：明远通识文库

出 版 人：侯宏虹
总 策 划：张宏辉
丛书策划：侯宏虹　王　军
选题策划：许　奕
责任编辑：许　奕
责任校对：张　澄
装帧设计：墨创文化
责任印制：王　炜

出版发行：四川大学出版社有限责任公司
　　　　　地址：成都市一环路南一段 24 号（610065）
　　　　　电话：（028）85408311（发行部）、85400276（总编室）
　　　　　电子邮箱：scupress@vip.163.com
　　　　　网址：https://press.scu.edu.cn
印前制作：四川胜翔数码印务设计有限公司
印刷装订：四川省平轩印务有限公司

成品尺寸：165mm×240mm
印　　张：10
插　　页：4
字　　数：134 千字

版　　次：2024 年 2 月 第 1 版
印　　次：2024 年 2 月 第 1 次印刷
定　　价：56.00 元

扫码获取数字资源

四川大学出版社
微信公众号